Neben der Realität

«Nahaufnahmen»

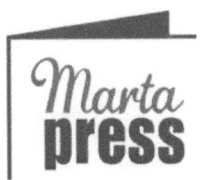

Reni Wagner

Neben der Realität

Weiblich, 31, ein Kind …
und dann paranoide Schizophrenie

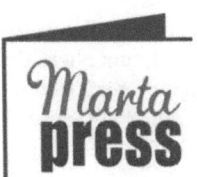

Die Deutsche Bibliothek verzeichnet diese
Publikation in der Deutschen Nationalbibliografie.
Detaillierte bibliografische Daten sind im Internet
abrufbar unter http://dnb.d-nb.de

Zum Schutz der Persönlichkeitsrechte wurden
die Personen aus dem nahen Umfeld der Autorin
nicht detaillierter beschrieben.

2. Auflage, August 2020
© 2019 Marta Press UG (haftungsbeschränkt),
Hamburg, Germany, www.marta-press.de
Alle Rechte vorbehalten.
Kein Teil des Werkes darf in irgendeiner Form
(durch Fotografie, Mikrofilm oder andere
Verfahren) ohne schriftliche Genehmigung des
Verlages reproduziert oder unter Verwendung
elektronischer Systeme verarbeitet, vervielfältigt
oder verbreitet werden.
© Umschlaggestaltung: Niels Menke, Hamburg
unter Verwendung einer Zeichnung der Autorin.
Printed in Germany.
ISBN 978-3-944442-80-8

Inhaltsverzeichnis

Meine Tabletten

Ich betrachte meinen Ehering.
Der Stein in der Mitte ist heraus gefallen.
Er ist aus Gold und er ist schön glänzend, in
der Mitte hatte er einen Stein.
Der Stein war ein Diamant.
Der Stein ist jetzt weg.
An seiner Stelle ist jetzt ein hässliches Loch.
Ich drehe die Stelle mit dem Loch nach unten,
auf die Unterseite meines Ringfingers.
Jetzt betrachte ich den Ring wieder von oben.
Man bemerkt den Fehler nun nicht mehr.
Der Ring sieht aus, wie ein ganz normaler,
durchgängig goldener Ring.
Ein Ring ohne Stein.

Vor ungefähr sieben Jahren habe ich gehei-
ratet, eine Garantie auf den Ring gibt es
bestimmt nicht mehr, geht es mir durch den
Kopf.
Ich bin jetzt 33 Jahre alt.
Ich könnte mich natürlich darum kümmern
und einfach einen neuen Stein einsetzen
lassen.
Doch seit Wochen laufe ich schon so herum.
Ich drehe die Stelle mit dem Loch einfach

immer nach unten.

Irgendwie passt der Ring zu mir, so wie er jetzt ist, denke ich leicht sarkastisch.

Vor sieben Jahren an meiner Hochzeit war ich wunderschön und habe geglänzt.
Ich habe gestrahlt.
Ich war eine wunderschöne Braut.
Ich war sechsundzwanzig Jahre alt, jung, schlank und wunderschön.
Und vor allem: ich war gesund.

Jetzt habe ich einen Schaden.
Eine Macke, die niemand sieht, außer, wenn man ganz genau hinschaut, wenn man mich besser kennt.
Auf den ersten Blick wirke ich aber ganz normal, wie jede andere.
Man muss schon ganz genau hinschauen, um einen „Fehler" zu erkennen.

Ich war früher lustig, ich war aktiv, attraktiv, ich bin gerne ins Fitnessstudio und auf Partys gegangen, außerdem nie früh ins Bett gegangen, oder zumindest nicht so früh.

Seit zwei Jahren nehme ich ein Medikament gegen Schizophrenie.

Mein Leben ist seither ganz anders, als zuvor. Die Nebenwirkungen von meinem Medikament sind: gedämpftes Erleben, Gleichgültigkeit, eine verarmte Gefühlswelt, Konzentrationsmangel und Müdigkeit.

In sehr traurigen oder negativen Situationen bietet mir das Medikament in gewisser Weise einen Schutz, weil die Traurigkeit mich nicht so überrollt, wie es sonst der Fall wäre, wenn ich das Medikament nicht nehmen würde. Ich bin wie in Watte gepackt. Ich erlebe alles wie in einem Traum. Das Negative kommt zum Glück nicht so sehr an mich heran.
Eine verarmte Gefühlswelt bedeutet auf der anderen Seite aber auch, dass ich die schönen Dinge im Leben nicht mehr so sehr genießen kann. Wenn ich heute etwas Schönes erlebe, ist es nicht so schön wie früher.

Ich leide sehr unter der verarmten Gefühlswelt, dass ich mich selbst nicht mehr so gut spüren kann. Das ist ein ganz schreckliches Gefühl.

Und ich bin müde. Ich bin die ganze Zeit soooooooooo müde.

Wenn mich jemand nicht besser kennt, denkt er wahrscheinlich, dass ich faul bin.

Ich gehe nicht mehr ins Fitnessstudio.

Ich habe stark zugenommen durch das Medikament, denn es macht mich lahm und träge.

Ich wiege mittlerweile über hundert Kilo.

Ich sollte eigentlich wirklich körperlich etwas machen, aber ich komme nicht in Fahrt.

Ich komme einfach nicht in die Gänge.

Würdest du in ein Fitnessstudio gehen, wenn du kurz vorher einen Joint geraucht hättest? Nein? Ok, dann kannst du mich vielleicht verstehen, denn das kann man ungefähr miteinander vergleichen.

Es ist eigentlich schon viel, viel besser geworden.

Als wir vor zwei Jahren mit dem Medikament angefangen haben, waren wir bei vier Milligramm am Tag. Mittlerweile konnten wir das Medikament auf eineinhalb Milligramm pro Tag reduzieren. Aber ungefähr bei dieser Dosis bleibt es dauerhaft. Erst nach fünf Jahren könnte man eventuell einmal probieren, das Medikament abzusetzen, sagt mein Arzt. Aber ich soll mir keine großen Hoffnungen machen, denn in den meisten Fällen sei Schizophrenie chronisch.

Ich bin trotzdem noch müde, auch mit ein-einhalb Milligramm, aber es ist natürlich schon um Welten besser, als mit der vorherigen Dosis.

Irgendwann vor einigen Monaten, sagte ich zu meinem Psychiater: „So geht es nicht weiter, diese ständige Müdigkeit macht mich fertig! Gibt es nicht irgendeine Lösung?"
Seither nehme ich noch ein zweites Medikament, ein Antidepressivum.
Das Antidepressivum nehme ich morgens, das gibt mir wieder etwas Schwung und Auftrieb.
Mein Medikament gegen Schizophrenie nehme ich immer abends. Da es müde macht, nehme ich es immer vor dem Schlafengehen.
Früher war ich abends immer bis 23 oder 24 Uhr wach. Jetzt nehme ich gegen 21 Uhr mein Medikament und gehe dann kurz nach meiner Tochter ins Bett.
Ich habe innerlich das Gefühl, jemand stiehlt mir meine Lebenszeit. Meine schönen und entspannten Abende sind dahin. Ich nehme die Tablette, werde sofort müde und lege mich hin. Einen 22.15 Uhr-Film anzuschauen ist für mich undenkbar geworden.

Am nächsten Morgen nehme ich erneut das Antidepressivum, um wieder in Schwung zu kommen.

Ich bin eine wandelnde Apotheke.

Vor ein paar Monaten wäre das noch undenkbar gewesen, als das Medikament noch höher eingestellt war, aber jetzt gehe ich ab und zu mit ein paar Freundinnen abends etwas trinken in die Stadt. Dann passt mein Mann auf unsere Tochter auf. Meistens trinke ich alkoholfreie Cocktails. Früher habe ich gerne auch mal etwas Alkoholisches getrunken. Aber in Verbindung mit dem Medikament ist Alkohol nicht so gut. Er wirkt gleich stark, viel stärker, als bei normalen Menschen.

Manchmal ist es mir egal und ich trinke trotzdem etwas, aber ich darf nie zu viel trinken. Ich muss ständig im Hinterkopf behalten, dass es mir nicht gut tut.

An solchen Abenden nehme ich mein Medikament einfach später. Kurz bevor ich dann ins Bett gehe.

Ich darf es aber auch nicht zu spät nehmen, denn umso müder bin ich dann am nächsten Morgen. Mit meinem Medikament fühle ich mich morgens nie ausgeschlafen, egal wie lange ich schlafe.

Auf einer richtigen Party oder zum Tanzen war ich gar nicht mehr, seit die Krankheit ausgebrochen ist. Es ist für mich undenkbar geworden, länger als bis 24 Uhr wach zu bleiben.

Irgendwann abends MUSS ich einfach mein Medikament nehmen. Weglassen darf ich es nicht. Ohne das Medikament kann ich Wahn-vorstellungen bekommen.

Es ist aber schon viel besser geworden.

Wenigstens kann ich abends überhaupt mal aus dem Haus gehen. Mit vier oder drei Milligramm am Tag wäre das noch un-denkbar gewesen. Aber eine richtige Party wäre eben immer noch unmöglich für mich.

Kurz vor dem 2. Geburtstag meiner Tochter war ich auf der Hochzeit einer früheren Arbeitskollegin.

Mein Mann und mein Kind sind zu Hause geblieben. Mein Mann ließ aus Versehen den Schlüssel von innen in der Wohnungstür stecken und er schlief so tief und fest, dass er mein Klingeln nicht hörte, als ich abends nach Hause kam. Ich klingelte und klingelte und klingelte, aber er hörte es einfach nicht. Ich rief ihn auf seinem Handy an, aber das hörte er ebenso nicht.

Ich fuhr dann spät zu meinen Eltern und schlief bei ihnen. In dieser Nacht konnte ich keine Tablette vor dem Schlafengehen nehmen, denn die Tabletten lagen zu Hause und ich kam in unsere Wohnung nicht herein.

Ich fühlte mich am nächsten Morgen so unglaublich gut und ausgeschlafen wie lange nicht mehr. Das war ein ganz gemeines Gefühl für mich, weil ich wieder eine Idee davon bekam, wie mein Leben sein KÖN-NTE, wenn alles normal wäre und ich keine Medikamente nehmen müsste.

Ich kann die Menschen schon irgendwie verstehen, die ihre Medikamente einfach irgendwann absetzen, denn man hat einfach keine Lust, sich dauerhaft so schrecklich zu fühlen.

Als ich am nächsten Morgen nach Hause kam, nahm ich das Medikament einfach morgens noch, im Nachhinein. Es war ein Gefühl, als würde mir jemand mit dem Hammer auf den Kopf schlagen. An diesem Tag war ich besonders müde.

Das war zufällig auch der letzte Tag, an dem ich meine Schwiegermutter lebend gesehen habe. Das tut mir heute so leid. Hätte ich gewusst, dass wir uns zum letzten Mal sehen würden, hätte ich die Tablette morgens nicht genommen. Aber ich bin sehr froh, dass ich an dem Tag bei ihr zu Besuch war. Fast wäre ich nicht zu ihr gegangen, weil ich so müde war.

Eine andere Situation:
An einem Wochenende wollen wir einen schönen Familienausflug machen und bei Verwandten übernachten.
Wir müssen ungefähr 300 Kilometer dorthin fahren. Mitten auf dem Weg fällt mir auf, dass ich meine Tabletten zu Hause vergessen habe. Wir sind schon zu weit gefahren, um wieder umzudrehen.
Solche Situationen sind sehr ärgerlich.
Wir bleiben nur ein paar Stunden bei unseren Verwanden und fahren abends wieder zurück nach Hause, damit ich meine Tabletten nehmen kann.

Mein Leben ist so kompliziert geworden.
Nichts kann man mehr spontan machen.
Ich fühle mich so eingeschränkt.
Alles muss geplant werden.
Ich muss immer meine Tabletten dabei ha-

ben.
Ohne meine Tabletten könnte ich kein normales Leben führen. Ich wäre dazu nicht mehr in der Lage. Ich wäre verwirrt und hätte Wahnvorstellungen.

Manche Menschen denken, dass eine Psychotherapie helfen kann. Ein bisschen reden und alles würde wieder gut werden. Aber so einfach ist es nicht. Es ist ein chemischer Prozess, der in meinem Gehirn stattfindet. Mein Körper schüttet viel zu viel Dopamin aus, wenn ich es richtig verstanden habe.
Mein Gehirn kann es nicht verarbeiten.
Der Stoffwechselvorgang in meinem Gehirn ist gestört.
Betroffene haben ganz veränderte Gehirnstrukturen.

Es ist nicht irgendeine „Phase", in der es mir einfach nur schlecht geht. Ich habe eine KRANKHEIT.
Meine Krankheit heißt paranoide Schizophrenie.

Viele Menschen verstehen nicht, dass man eine Krankheit haben kann, obwohl man äußerlich gesund aussieht.

Manche Menschen glauben sogar, dass es psychische Krankheiten gar nicht gibt. Das ist sehr verletzend. Die Menschen in den psychiatrischen Einrichtungen simulieren nicht.

Ich bin sehr froh, dass es die Tabletten heutzutage als Lösung für das Krankheitsbild gibt. Früher wäre bei einer Patientin wie mir eine Lobotomie gemacht worden. Das bedeutet, sie hätten am Gehirn eine Operation vorgenommen und dabei alles kaputt gemacht. Lebende Geister sind früher zurück geblieben nach so einer Lobotomie.
Das mit der Lobotomie habe ich aus dem Film „Shutter Island". Ich hoffe, es stimmt auch so, wie ich es gerade gesagt habe.

Im Mittelalter hätten sie mich wahrscheinlich einfach getötet, weil sie gedacht hätten, ich wäre vom Teufel besessen, eine Hexe oder so etwas in der Art.

Ich bin sehr froh, dass die Medizin heutzutage so weit ist, dass es Medikamente gibt. Es ist eine Hassliebe zu diesem Medikament. Ich weiß, dass es mir hilft und dass es mir durch die Einnahme gut geht, aber ich nehme es nicht gerne.

Mit dem Medikament ist die Krankheit weg, komplett weg. Die Nebenwirkung ist nur, dass ich so furchtbar müde bin. Und ich habe zudem manchmal ein leichtes Zucken in den Fingern, ein leichtes Zittern. Seit ich aber noch das Antidepressivum morgens nehme, geht es mir psychisch besser, viel, viel besser. Das Antidepressivum ist eine große Hilfe für mich. Aber ich fühle mich trotzdem irgendwie komisch. Komplett klar zu sein, dass ist ein Gefühl, dass ich leider nicht mehr kenne. Ich bin schon klar im Kopf, das schon, aber ich fühle mich irgendwie ganz anders als früher.

Ich würde alles dafür geben, mich einfach einmal wieder normal fühlen zu können, so wie früher! Unbeschwert und *normal*!

Ich habe meine Unbeschwertheit verloren. Ich bin klar im Kopf, aber ich erlebe alles wie in einem Traum. So als wäre ich die ganze Zeit erkältet. Oder als hätte ich schlecht geschlafen. Ich bin wie in Watte gepackt.

Der Schminktermin

Wie schon erwähnt, bin ich 33 Jahre alt, verheiratet und habe eine kleine Tochter mit fast drei Jahren. Ich schreibe in diesem Buch immer von meinem „Kind" oder meiner „Tochter", weil ich ihre Identität schützen möchte und keine Lust habe, mir für sie einen Fantasienamen auszudenken.

Ich lebe in einer mittelgroßen Stadt mit hunderttausend Einwohnern. Sie liegt 30 Kilometer neben einer Großstadt irgendwo in Deutschland.

Ich hatte ein wunderbares Leben. Bis vor drei Jahren war ich gesund, kerngesund.

Die Krankheit bricht bei mir mit 31 Jahren aus, als meine Tochter sechs Monate alt ist.

Ich habe ein Leben *vor* der Krankheit und ein Leben *nach* dem Ausbruch der Krankheit, ein Leben mit den Tabletten.

Mir kommt es so vor wie ein zweites Leben, das ich jetzt habe, als wäre ich ein ganz anderer Mensch.

Viele denken, dass ich durch meine Tochter so ruhig geworden bin, aber in Wirklichkeit liegt es an den Tabletten.

Vor dem Ausbruch der Krankheit war ich sehr, sehr glücklich. Vor sieben Jahren heiratete ich und war der glücklichste Mensch der Welt. Ich liebte meinen Mann über alles. Ich hatte eine wunderbare Familie und einen Job, der mir Spaß machte. Ich hatte viele Freunde und ging gerne weg.

Bis zu meiner Elternzeit arbeitete ich in der Parfümerie in einem großen Kaufhaus. Nebenher hatte ich ein Gewerbe als Visagistin. Erfolgreich nahm ich an Make-up Meisterschaften teil. Einmal gewann ich sogar den ersten Platz und war deutsche Meisterin im Make-up. Ich sprühte vor Energie und Lebensfreude. Beruflich und privat war alles in Ordnung.
Vier Jahre nach der Hochzeit kam unsere geliebte Tochter auf die Welt. Sie ist ein absolutes Wunschkind und die Krönung unserer Liebe. Wir waren zu diesem Zeitpunkt acht Jahre zusammen und sehr glücklich.

Nach der Geburt ist ein paar Monate lang alles in Ordnung, aber als unsere Tochter ungefähr sechs Monate alt ist, komme ich zum ersten Mal in meinem Leben in die Psychiatrie.

Es ist komisch, dass das alles zu einem Zeitpunkt passiert, an dem ich nicht glücklicher hätte sein können. Die Leute denken ja oft, dass man schrecklich unglücklich sein muss, wenn man eine psychische Krankheit bekommt. Aber glücklicher als ich in dieser Lebensphase hätte ich nicht sein können.

Jeder, der mich und meine runde Figur heute sieht, denkt mit Sicherheit: Naja, sie hat ein Kind bekommen, ist ja klar, dass sie jetzt fett ist. Aber es ist ganz anders, als alle denken.
Ich bin sehr stolz auf mich, dass ich mich in der Schwangerschaft nicht gehen ließ und mich immer gesund ernährt habe.
Kurz nach der Geburt hatte ich wieder die Figur, wie ich sie vor der Schwangerschaft hatte. In der Schwangerschaft hatte ich elf Kilo zugenommen, die waren danach schnell wieder weg.

Wenn ich mir heute Fotos anschaue aus der Zeit um die Geburt herum, dann sehe ich darauf super aus. Ich bin happy, ich strahle und habe eine schöne Figur.

Die Fotos machen mich traurig, wenn ich sie ansehe, denn auf diesen Fotos bin ich gesund.
Psychisch gesund.
Und ich bin super glücklich.
Glücklich und gesund.

Dann passierte etwas Komisches: ich stillte täglich mein Baby und während ich stillte und stillte nahm ich immer mehr zu. Von Woche zu Woche. Ich dachte, das kann doch nicht wahr sein. Sollte man durch das Stillen nicht abnehmen? Wahrscheinlich bin ich die einzige Frau auf dieser Welt, die während des Stillens zunimmt. Eine Diät sollte man auch nicht machen, während man stillt. Für Sport war es mir noch zu früh. Ich hatte einen Dammriss bei der Geburt und war außerdem mit dem Baby voll eingespannt.

Ich litt unter einer Schilddrüsenunterfunktion und bemerkte es nicht. Dadurch nahm ich also immer mehr zu, obwohl ich stillte. Ich war extrem müde zu dieser Zeit. Ich dachte, dass die Müdigkeit durch das Baby kam, deshalb ging ich nicht zum Arzt. Doch in Wirklichkeit kam die Müdigkeit durch die Schilddrüsenfehlfunktion.

Doch nicht nur die Schilddrüse ging zu dieser Zeit kaputt. Es passierte etwas mit mir, ich kann es aber nicht genau beschreiben. Ich fühlte mich immer mehr verfolgt und hatte irgendwie Angst. Vor was genau ich Angst hatte, kann ich nicht in Worte fassen, aber es war ein Gefühl von Angst und von Panik, das mich begleitete. Ich kann auch nicht genau sagen, WER oder WAS mich verfolgen sollte. Aber es war da: dieses Gefühl, beobachtet zu werden.

Ein paar Monate nach der Geburt schminkte ich ab und zu wieder in einem Fotostudio bei mir in der Nähe. Mein Mann passte auf unsere Tochter auf. Ich machte das nur für eine Stunde und ganz selten. Es war kurz vor Weihnachten und einige Frauen hatten sich gemeldet, um schöne Fotos zu bekommen. Ich kam in das Fotostudio, machte einer Frau ein schönes Make-up und ging wieder. Ich schminke dort ganz normale Frauen, keine Models. Frauen, die ein privates Fotoshooting machen wollen. Ich darf mich kreativ ausleben und neue Fotos für meine Mappe sammeln. Jede arbeitet kostenlos. Es sind TFP-Shootings: Time for Prints: die Kundinnen bekommen ihre Fotos für Weihnachten, die Fotografin bekommt neue Fotos für ihre Webseite und ich bekomme Fotos für mein Portfolio. So hat jede etwas davon bei einem TFP-Shooting.

Mein Gewerbe als Visagistin hatte ich abgemeldet für die Elternzeit und irgendwie wuchs in mir so ein komisches Gefühl, ich würde etwas Verbotenes machen, einfach nur, weil ich meine Pinsel in der Hand hielt. Das sah ja aus, als würde ich richtig arbeiten. Es weiß ja keiner, dass es nur TFP-Shootings sind. In meinem Inneren wuchs langsam die Wahnvorstellung, dass das Finanzamt, die Handwerkskammer oder irgendein anderes

Amt hinter mir her sind. In mir wuchs das Gefühl, beschattet zu werden.

Ich war nervös beim Schminken. Während ich das Make-up auftrug, schaute ich immer wieder aus dem Fenster des Studios. Die Menschen, die draußen vorbeiliefen, kamen mir alle sehr verdächtig vor. Wenn jemand zum zweiten Mal am Schaufenster vorbei ging, war es schon wie eine Bestätigung für mich, dass irgendetwas nicht stimmte. Dann dachte ich gleich: AHA!!!
Beim Autofahren bildete ich mir ein, dass ein Auto mich permanent verfolgte. Ich kann heute gar nicht mehr genau sagen, was das für ein Auto war, dass mich angeblich immer verfolgt hat. Es war wahrscheinlich jedes Mal ein anderes Auto, aber in meinem Kopf war einfach nur dieser Gedanke: es verfolgt mich! Ich verlor den Sinn für logisches Denken.

Im März fragte mich eine Bekannte, ob ich sie schminken kann für ihre Hochzeit. Meine Tochter war zu diesem Zeitpunkt ungefähr ein halbes Jahr alt. Ich sagte zwar zu, weil ich nicht gut nein sagen kann, aber ich war innerlich richtig gestresst. Ich dachte, wenn die Bekannte mir dafür Geld gibt, ist es eine Straftat. Mein Gewerbe war doch abgemeldet wegen der Elternzeit. In meinem Kopf war der Gedanke, ich könnte dafür ins Gefängnis gesteckt werden, wenn ich sie schminken würde. Wahnhaft machte ich mir ganz schreckliche Sorgen wegen diesem Schminktermin. Ich sah aber keinen Ausweg, aus dieser Situation heraus zu kommen. Aus heutiger Sicht weiß ich, dass es zu diesem Zeitpunkt gar kein Problem gab! Aber in meinem Kopf war die Krankheit ausgebrochen!

Anstatt diesen Termin einfach abzusagen, verfiel ich in einen ganz komischen Angst- und Panikzustand und war unheimlich gestresst. Ich rannte in die Stadt zur Handwerkskammer und meldete das Gewerbe wieder an. Und die ganze Zeit hatte ich währenddessen das Gefühl, dass mir jemand dabei zusah. Ich hatte das Gefühl, jemand lief mir die ganze Zeit hinterher und beobachtete mich.

Obwohl auf den Ämtern nun alles geregelt war und ich jetzt einfach eine Rechnung schreiben konnte für das Schminken, blieb der Angstzustand in meinem Kopf bestehen! Die Worte der Frau von dem Amt gingen mir immer wieder durch den Kopf: „Zu Hause dürfen Sie aber gewerblich nichts machen, damit das klar ist! Sie haben ein Gewerbe auf vier Rädern, sie arbeiten VON ZU HAUSE aus, aber nicht ZU HAUSE!" Meine Bekannte kam aber zum Schminken für ihre

Hochzeit zu mir nach Hause, weil ich das kleine Baby hatte und es einfach nicht anders ging. Ich war unheimlich gestresst und hatte wieder das Gefühl, dass ich etwas Verbotenes mache, obwohl ich ja nun eine Rechnung schreiben konnte. Eben weil ich es ZU HAUSE machte! Die Frau auf dem Amt hatte ja sehr betont, dass ich nichts zu Hause machen dürfte!

Es war wahnhafte Angst, die ich hatte. Ich konnte nicht mehr logisch denken und ich fühlte mich, als würde ich etwas schwerwiegend Illegales machen. Ich fühlte mich, als könnte ich dadurch ins Gefängnis kommen.

Die Braut war sehr, sehr nervös. Ich war nervös durch meine psychische Krankheit, die mir da noch nicht bewusst war. Die Nervosität der Braut schlug auf mich über. Meine Hände zitterten zum Glück nicht und ich bekam alles gut hin, doch in meinem Inneren wütete ein Sturm.

Auf einmal sagte die Braut: „Ich muss jemanden anrufen! Ich brauche dringend Tabletten gegen Kopfschmerzen, sonst halte ich die nicht länger aus." Ich hatte leider keine Kopfschmerztabletten zu Hause. Sie fing an, herumzutelefonieren. Ihr Cousin konnte kommen, um ihr Tabletten zu bringen. Sie war sehr nervös. Für mich war das eine

Art Bestätigung. Die Alarmglocken läuteten in meinem Kopf. Ich dachte: AHA, da kommt jetzt jemand vom Amt, um Zeuge zu sein! Zeuge, dass ich zu Hause arbeite! Zeuge, dass ich etwas Verbotenes mache!

Auf einmal schlug es bei mir im Kopf um und ich dachte wahnhaft: Oder es ist jemand vom Jugendamt! Ich bin hier am Arbeiten, obwohl ich ein kleines Baby habe und sie kommen, um zu sehen, ob die Wohnung sauber ist und sie wollen sehen, wie es hier aussieht! Ich habe ganz wirre und unkontrollierbare Gedanken in meinem Kopf!

Ich sagte zu der Braut, dass ich kurz aufs Klo muss. Aber in Wirklichkeit ging ich nicht aufs Klo. Ich schmiss hektisch Klamotten in die Waschmaschine, ließ eine Wäsche laufen und fing an, etwas aufzuräumen. Das war das erste Mal, dass ich mich wirklich komisch benahm. Psychisch krank eben.

Es klingelte an der Tür. Der Cousin meiner Bekannten kam herein. Er war zufällig ganz in schwarz gekleidet, wie ein Agent, wie ein *Man in Black*. Sofort schwirrten mir wirre Gedanken durch meinen Kopf. Mit verschränkten Armen stand er vor mir und mir schien, er schaute ganz kritisch. Die Braut hatte auf einmal sehr gute Laune und sagte fröhlich zu ihrem Cousin: „Komm her und schau, wie schön sie es hier hat! Das ist das Paradies, ein Mädchentraum! Sie hat ein richtiges Zimmer voller Schminke, das ist ein richtiger Salon!"

Der Cousin ging in Richtung meines Schminkzimmers, aber ich überholte ihn rasch und knallte ihm hektisch die Tür vor der Nase zu. „Hier gibt es NICHTS zu sehen", sagte ich wütend und warf ihm einen bösen Blick zu. Ich verhielt mich sehr komisch für meine Bekannten. Sie schauten sich ratlos an. Zum Glück kam mein Mann mit unserem Baby um die Ecke, lenkte beide etwas ab und entspannte die ganze Situation. Der Cousin ging. Ich ging mit der Braut wieder in mein Schminkzimmer und machte meine Arbeit zu Ende. Sie war sehr zufrieden zum Schluss.

Als sie gehen wollte, hatte ich einen rasenden Puls. Meine Arbeit hatte ich super gemacht, aber ich hatte das Gefühl, alles falsch gemacht zu haben. Ich war so gemein zu ihrem Cousin und hatte nach wie vor das Gefühl, eine Straftat begangen zu haben.

Ich konnte meine Gedanken nicht kontrollieren. Ich sagte zu ihr: „Weißt du was, ich schenke es dir heute. Wir kennen uns doch schon so lange! Ich schenke dir das Make-up heute zur Hochzeit!"

Sie war sehr dankbar und ging.

Obwohl ich nun also nicht einmal Geld angenommen hatte, blieb das Gefühl von Angst und Panik. Und ein Gefühl, schuldig zu sein für irgendetwas. Etwas falsch gemacht zu haben. Ein Gefühl von Schuld. Weiterhin hatte ich das starke Gefühl, verfolgt zu werden. Auf einmal dachte ich, dass das Jugendamt hinter mir her sei, obwohl es dafür keinen Grund gab.

Ein paar Tage später bin ich in der Psychiatrie.

Blackout

An den Tag, an dem ich in die Psychiatrie kam, erinnere ich mich genau. Es war ein oder zwei Tage nach dem Schminktermin mit der Braut. Ich war zu Hause und pürierte Babybrei mit dem Pürierstab.

Auf einmal ging GAR NICHTS mehr!
Ich hatte ein BLACKOUT!
Ich stand in der Küche und konnte einfach nicht mehr klar denken.
Ich war wie gelähmt.
Ich konnte nicht weiter arbeiten.
Ich wusste nicht, was der nächste Schritt ist und was ich machen muss.
Ich war wie versteinert, komplett verwirrt.

Ich rief meinen Mann an, dass er bitte sofort nach Hause kommen soll von der Arbeit.
Er kommt sofort und schlägt vor, das wir an die frische Luft gehen. Wir gingen mit unserem Baby spazieren. Aber auf einmal redete ich nur noch wirres Zeug!

Seit ich zwölf Jahre alt bin, habe ich eine Brieffreundin. Wir schicken uns bis heute lange, handgeschriebene Briefe. Früher habe ich ihr viel geschrieben über meine diversen Drogenerfahrungen, die ich in der Jugend gemacht habe. Ich hatte ihr geschrieben, wie es ist, Ecstasy zu nehmen und über meine einmalige Erfahrung mit LSD. Diese Geschichten sind schon viele Jahre her. Diese Phase in meinem Leben liegt zum Glück lange, lange hinter mir. Die Drogen hatte ich ‚just for fun' genommen. Ich hatte eine wilde Partyphase mit Anfang zwanzig. Ich möchte an diesem Punkt aber klarstellen, dass meine Eltern nichts falsch gemacht haben. Ich hatte eine sehr schöne Kindheit. Es ist alleine meine Schuld, dass ich zu den Drogen gegriffen habe. Unbewusst muss ich nun wohl ein schlechtes Gewissen bekommen haben, dass ich das alles einmal aufgeschrieben hatte, denn ich bekam Wahnvorstellungen.

Ich sagte beim Spaziergang zu meinem Mann, meine Brieffreundin sei im Gefängnis. Es hätte eine Hausdurchsuchung bei ihr gegeben, sie hätten alle meine Briefe gefunden und mitgenommen. Als nächstes würden sie zu mir kommen und ich würde auch ins Gefängnis müssen.
Ich kann mich nicht mehr erinnern, was ich noch alles gesagt habe, aber so in dieser Art lief das Gespräch ab. Ich habe komplett unlogisches und wirres Zeug geredet.
„Sag meinen Eltern, dass ich sie liebe", bat ich meinen Mann, „und sag meiner

Schwester, dass ich sie liebe." Denn in meinem Kopf saß ich schon so gut wie im Gefängnis. Ich war sehr nervös und ich war der festen Überzeugung, dass ich meine Familie nie wieder sehen würde!

Ich fühlte mich auf einmal ganz komisch. „Ich glaube, sie haben mich vergiftet. Wir haben so oft Essen bestellt in letzter Zeit, sie haben mir etwas in mein Essen gemischt! Das muss es sein! Sie wollen mich fertig machen! Sie wollen mich vergiften!"
Wer „sie" sind, wusste ich nicht.
Als wir wieder zu Hause waren, schaute ich in den Spiegel und befahl meinem Mann: „Schau mir in die Augen! Sie haben mich vergiftet!"
Meine Pupillen sind ganz weit.
„Ich kann unser Baby heute nicht mehr stillen! Ich würde es vergiften mit meiner Milch!"
Ich redete nur wirres Zeug. Mein Mann war damit überfordert.
Ich weigerte mich an diesem Abend, unser Baby zu stillen. Wir gaben dem Baby Bananensaft, weil wir nichts anderes zu Hause hatten. Wir gingen schlafen und mein Mann hielt tieftraurig und ratlos meine Hand. Ich hatte schreckliche Angst! Ich schaute ihm in seine Augen und fragte ihn: „Bleibst du bei mir? Egal was passiert?"

„Ich bleibe bei dir", sagte er und hielt die ganze Nacht über meine Hand.

Mein Mann und ich verstanden noch nicht, dass ich psychisch krank war. Wir wollten es wahrscheinlich einfach nicht wahr haben. Wir hatten keine Erklärung für mein Verhalten und wir hofften, dass ich nur auf die Hormonspirale komisch reagiert hatte, die ich seit einer Woche hatte. Am nächsten Morgen gingen wir also zu meiner Frauenärztin und ich ließ mir dort die Spirale entfernen. Ade, ade, ein paar hundert Euro.
Ich sagte zu meiner Frauenärztin: „Bitte nehmen Sie mir auch Blut ab! Ich glaube, ich wurde vergiftet." Meine Frauenärztin nahm mir jedoch kein Blut ab. Sie gab die Empfehlung, dass ich in eine Psychiatrie kommen soll. Eine Psychiatrie hatte für mich nichts Bedrohliches. Ich bin vorher schon einige Male dort gewesen, um dort eine Angehörige aus meiner Familie zu besuchen. Ich kannte die Psychiatrie also schon.
Mein Mann und ich waren also einverstanden. Es wäre interessant zu wissen, was eigentlich passiert wäre, wenn ich mich geweigert hätte in die Psychiatrie zu gehen. Hätte mich die Ärztin zwangseinweisen lassen? Ich weiß es nicht. Sie hat auf jeden Fall gesehen, dass ich sehr verwirrt bin.

Nach dem Besuch bei meiner Frauenärztin durfte ich nur noch kurz nach Hause, um meine Sachen zu packen und dann fuhren wir auch schon los. Meine Tochter war sechs Monate alt, als ich in die Psychiatrie kam. Von einem Tag auf den anderen war ich weg, auch über Nacht. Mein Mann konnte nicht in die Arbeit.

Mein Mann musste alleine einkaufen und alleine entscheiden, welche Milch er für unser Baby kauft. Bis zu diesem Zeitpunkt hatte ich unser Baby voll gestillt. Wir waren gerade erst dabei, mit Babybrei zuzufüttern.

Mein Mann musste wochenlang alles alleine machen. Er machte alles ganz wunderbar. Aber es war alles andere als leicht für ihn. Er war am Boden zerstört. Wir verstanden beide nicht, was mit mir passierte. Ich verhielt mich wie eine Betrunkene, war aber komplett nüchtern.

Meine Tochter war noch so klein, dass sie meine komische Art, zum Beispiel, dass ich mich immer verfolgt gefühlt hatte, nicht wahrnahm. Sie war ja noch ein Baby.

Als ich einige Monate später bei meiner Frauenärztin zur Kontrolle ging, war ihre Frage zur Begrüßung „Wie geht es Ihnen?"

Dann flüsterte sie: „Wir hatten sie ja einweisen lassen!"" Sie benutzte auf jeden Fall das Wort einweisen. Aber eine Zwangseinweisung war es nicht, ich bin ja freiwillig mitgegangen.

Psychiatrie I

In der Psychiatrie hatte ich immer noch Wahnvorstellungen. Ich nahm nicht wahr, dass ich in der Psychiatrie war. Ich dachte zwischendurch, ich wäre auf einem Schiff, mit einem anderen Passagier in einer Kabine und draußen ist das Meer. Wenn ich im Bett lag, konnte ich förmlich den Wellengang spüren.

Ab und zu dachte ich aber auch, ich sei in einem Gefängnis. Bei meinen ersten Gesprächen mit dem Psychologen glaubte ich nicht, dass er Psychologe ist. Vielleicht ist er ein Polizist und man wollte hier bestimmt Verhöre mit mir machen. Ich war sehr verunsichert am Anfang und sehr eingeschüchtert. Ich verstand nicht, was passierte. Mein Kopf war ganz wirr.

Eine Krankenschwester kam ins Zimmer herein und gab mir eine Tablette zum Schlafen und zur Beruhigung. Ich legte die Tablette unter meine Zunge, die Schwester ging. Ich spürte auf einmal einen bitteren Geschmack im Mund, richtig ekelhaft. Dieser Geschmack erinnerte mich an Ecstasy, genauso schmeckte Ecstasy. Ich bekam Panik! Innerlich braute sich eine neue Wahnvorstellung zusammen: man will mich hier absichtlich auf Drogen setzen. Hinterher informieren sie das Jugendamt und nehmen mir mein Kind weg! Es ist alles eine riesengroße Verschwörung gegen mich!

Wo ich war, verstand ich immer noch nicht, vielleicht schon im Gefängnis.

Ich griff zu einem Döschen mit Crème, das bei mir auf dem Nachttisch stand, und spuckte die Tablette dort hinein. „Ich lasse diese Tablette am nächsten Tag untersuchen", ging es mir durch den Kopf. Ich werde hier alle anzeigen. Ich muss warten, bis die Schwester ihre Schicht beendet hat. Am nächsten Tag werde ich mich an jemanden wenden, dem ich vertrauen kann. Langsam schlafe ich ein...

Am nächsten Morgen stapfte ich wütend an die Rezeption. Eine andere Schwester saß dort. Wütend knallte ich mein Döschen mit der Crème auf die Theke. „Ich verlange, dass das hier untersucht wird. Man hat gestern Abend versucht, mich zu vergiften", sagte ich wütend.

Die Schwester nahm das Döschen und öffnete es. In der weißen Crème lag die halb aufgelöste Tablette. Die Schwester redete beruhigend auf mich ein. Sie sagte, dass sie das nicht wegschicken wird und redete mit ruhiger Stimme weiter auf mich ein. Ich fing an, herumzubrüllen und regte mich total auf.

Einige andere Patienten um mich herum standen da und lachten mich aus. Ich stapfte wütend zurück in mein Zimmer und brüllte vor Wut und schrie noch ein wenig herum. Ich fühlte mich alleine gelassen. Keiner wollte mir helfen. Dabei ist doch eine riesengroße Verschwörung gegen mich geplant!

In einem Hollywoodfilm würde in diesem Moment wahrscheinlich eine Schwester mit der Spritze kommen. Sie würde mir etwas spritzen, mich dadurch medikamentös beruhigen und vielleicht ans Bett fesseln oder so etwas. So kam es aber nicht. Auf der Station interessierte es niemanden, dass ich mich aufregte und herumbrüllte. Sie ließen mich alleine auf meinem Zimmer und warteten, dass ich mich beruhigte. Sie riefen aber meinen Mann an und der kam sofort. Mein Mann redete ruhig auf mich ein und erklärte mir, dass das gestern nur eine Schlaftablette war. Langsam glaubte ich ihm.

Mein Mann war während dieser Zeit immer für mich da. Er besuchte mich jeden Tag in der Psychiatrie. Er kaufte mir Kakao und Kekse und alles was ich wollte. Er sorgte sich rührend um mich. Ich habe sehr großes Glück, merke ich.

Von manchen Patienten kommen die Partner

nicht so oft. Viele haben keinen Partner, sondern sind ganz alleine. Vielen Partnern ist es auch sehr peinlich, in eine Psychiatrie gehen zu müssen. Meine Eltern kommen mich ganz oft besuchen. Vor allem mein Vater kommt fast jeden Tag.

In der Psychiatrie ist es ganz anders, als man sich das vielleicht vorstellt. Es gibt natürlich viele schräge Vögel, das ist klar. Aber es gibt dort auch ganz nette Menschen. Liebenswert und nett. Ich schließe dort sogar so etwas wie Freundschaften.

Es kommt aber auch immer auf die Abteilung an, in der man sich befindet. Ich bin in der Abteilung für die etwas „normaleren" Leute, denke ich. Es gibt auch Abteilungen, da geht es ganz anders zu, da haben die Leute ganz andere Probleme.

Als ich in der Psychiatrie das erste Mal zum Psychologen musste, hatte ich Angst und war stark verunsichert. Die Angst kam durch die psychische Krankheit, denn ich hatte sonst keine Angst vor Psychologen.

Ein paar Monate vor der Geburt hatte ich auf eigene Initiative eine Psychotherapie bei einer Psychologin angefangen, zu der ich einmal die Woche ging. Ich war dabei, einige Themen aus meiner Vergangenheit aufzuarbeiten. Die Therapie brachte in meinem

Inneren etwas ins Rollen. Die ersten leichten Verfolgungsängste kamen zum Vorschein, waren aber noch harmlos. Ich war krankgeschrieben wegen der Schwangerschaft und ich hatte immer das Gefühl, dass jemand aus der Arbeit vielleicht nachprüft, ob ich wirklich krank bin oder was ich so mache. Ich hatte eine tiefergelegene Plazenta und ich sollte viel liegen, nicht mehr stehen und nicht viel laufen. Ich bekam so ein Gefühl, als ob mich jemand beschattet, um zu kontrollieren, ob ich mich wirklich ausruhe und ob ich nicht vielleicht eine Schwindlerin bin. Je mehr die Schwangerschaft voran schritt, umso mehr verschwanden die Verfolgungsgefühle und zum großen Black Out kam es sechs Monate nach der Geburt.

Als ich in der Psychiatrie in den Raum des Psychologen kam, saß ein junges Mädchen neben ihm, eine Praktikantin. Sie hatte etwas zum Schreiben in der Hand und schrieb alles mit, was wir redeten. Das verunsicherte mich sehr. So etwas kannte ich von meiner Psychologin zu Hause nicht. Die Praktikantin hat alles protokolliert. Ich sagte zu dem Psychologen: „Ich weiß nicht was hier abgeht, aber SIE sind mit großer Sicherheit kein Psychologe! Ihr könnt mich nicht verarschen!"
Der Psychologe sagte mit ruhiger Stimme:

„Okay, gut. Und WER bin ich dann?"
„Das weiß ich nicht", ich verschränke die Arme vor meinem Körper, „aber ganz bestimmt sind Sie kein Psychologe!"
So fing unser erstes Gespräch an.
Ich dachte immer noch, ich sei im Gefängnis und er wäre ein Polizist. Eventuell auch ein Journalist, ging es mir durch den Kopf. Eines von beiden jedenfalls.

In der Psychiatrie fing ich an, mein Medikament gegen die Schizophrenie zu nehmen und von Tag zu Tag wurde alles für mich besser. Die wirren Gedanken und Wahnvorstellungen gingen langsam weg. Ich realisierte, ich bin nicht im Gefängnis und auch nicht auf einem Schiff irgendwo auf dem Meer. Ich bin in der Psychiatrie.

Eines Tages fuhren sie mich in ein Krankenhaus. Ich musste in den Kernspintomografen. Es sollte ausgeschlossen werden, dass ich einen Gehirntumor habe. Ich verhielt mich nämlich die ganze Zeit komisch, obwohl ich komplett nüchtern war. Ich war sehr aufgeregt, als ich in diese Röhre musste. Ich wollte immer noch nicht wahrhaben, dass ich psychisch krank bin und ich dachte: bestimmt habe ich einen Gehirntumor! Das ist die Erklärung für das alles. Ich werde bestimmt sterben. Ich hatte SCHRECKLICHE Angst!

Doch es stellte sich heraus, dass ich keinen Gehirntumor habe.

In der Psychiatrie wurde meine Schilddrüsenunterfunktion festgestellt, die lange unbehandelt geblieben ist. Meine Diagnose lautete jetzt: „organische, wahnhafte, schizophrenieförmige Störung". Sie sagten mir, dadurch, dass ein Organ von mir krank ist, habe ich eine wahnhafte Störung bekommen, weil dieses Organ nicht behandelt worden ist. Ich fing an, jeden Tag Schilddrüsentabletten zu nehmen und es ging mir immer besser.

Ich musste 100 Mikrogramm-Tabletten nehmen. Ich redete mir immer noch ein, dass ich nicht psychisch krank bin, dass das alles nur durch die Schilddrüse gekommen ist.

Ich redete mir ein, dass alles wieder so sein wird wie früher, wenn die Schilddrüse wieder richtig eingestellt ist.

Ich vermisste mein Baby UNHEIMLICH in der Psychiatrie. Was kann es Schlimmeres geben für eine frisch gebackene Mama, als von ihrem Kind getrennt zu werden?

Als ich in die Psychiatrie kam, wurde meine Tochter von einem Tag auf den anderen abgestillt und ich war vier Wochen weg. Ich frage mich oft, wie das wohl damals für sie gewesen ist. Zum Glück war ihr Papa die ganze Zeit für sie da und kümmerte sich liebevoll um sie. Unter anderem dadurch haben beide eine sehr schöne Bindung zueinander aufgebaut. Meine Tochter ist ein richtiges Papa-Kind. Sie liebt ihren Papa sehr.

Vier Wochen musste ich dort bleiben.
Als ich wieder aus der Psychiatrie kam, zeigte meine Tochter keine Verhaltensauffälligkeiten. Sie war so wie immer.

Als ich wieder herauskam, hatte ich einen ganz klaren Kopf durch das Medikament gegen Schizophrenie. Ich war wieder ein ganz normaler Mensch.

Die offizielle Version an Freunde und Verwandte war, dass ich wegen Depressionen in der Klinik gewesen bin. Postnatale Depressionen.
So ein Quatsch.
Ich bin kein depressiver Mensch.
Ich bin eigentlich ein sehr positiver und lebensfroher Mensch.
Zumindest war ich das auf jeden Fall früher, vor den Tabletten.

Diese Lüge passt aber zu meinem Bild nach außen. Dadurch, dass ich so müde bin durch meine Tabletten, wirke ich auf die Menschen wahrscheinlich leicht depressiv. Es passt alles zusammen. Ich bin nicht mehr so lustig wie früher. Ich bin nicht mehr so aktiv wie früher. Ich bin nicht mehr so unternehmungslustig wie früher. Ich bin viel ruhiger geworden. Theoretisch könnte ich auch depressiv sein. Und das bin ich durch das ständige Tabletten schlucken, tatsächlich auch ein wenig geworden.

Im Nachhinein muss ich einsehen, dass die Zeit in der Psychiatrie sehr positiv für mich gewesen ist. Mir wurde dort geholfen und ich kann nur Gutes über die Ärzte und Mitarbeiter sagen. Alle waren sehr einfühlsam, kompetent und sehr nett.
Ich hatte dort Bewegungstherapie, Musiktherapie, Kunsttherapie und Ergotherapie. Wir hatten sogar eine Therapie mit Lamas und sind mit den Tieren spazieren gegangen. Besonders die Kunst- und die Ergotherapie haben mir sehr gut gefallen.
Auf jeden Menschen wurde dort individuell und persönlich eingegangen. Man muss wirklich keine Angst haben vor der Psychiatrie. Sie kann eine große Hilfe sein.

Der Rückfall

Als ich aus der Psychiatrie heraus kam, half mir meine Schwester, wo sie konnte. Sie und ihr Mann kamen jedes Wochenende, verbrachten Zeit mit mir und gingen mit mir spazieren. Meine Freundinnen halfen auch und gingen ab und zu mit mir spazieren.

Ich nahm abends mein Medikament und war außer Gefecht gesetzt. Das war natürlich ungünstig mit einem kleinen Baby. Mein Mann übernahm die Nachtschichten mit dem Baby, stand jede Nacht auf, obwohl er am nächsten Tag arbeiten musste. Mein Schwiegervater und meine Schwiegermutter halfen ebenso so gut sie konnten. Mein Schwiegervater und mein Mann sind zusammen selbstständig beschäftigt. Mein Schwiegervater übernahm Extraschichten, damit mein Mann viel bei uns sein konnte und sich um mich und das Baby kümmern konnte. Am Wochenende, wenn mein Mann am Samstag und Sonntag in der Arbeit war, kam meine Schwester und blieb bei mir. Mein Vater half auch. Er kaufte alle paar Tage ein Puzzle und wir puzzelten zusammen als Therapie und zur Entspannung.

Das Medikament war am Anfang sehr hoch eingestellt und ich war sehr schläfrig und müde. Aber ich war wieder komplett klar im Kopf und konnte mich auch einwandfrei um mein Kind kümmern. Leider war ich der festen Überzeugung, dass diese ganze komische Phase, die ich erlebt hatte, nur durch die Schilddrüse ausgelöst worden ist. Da ja meine Diagnose „organische, wahnhafte Störung" hieß, dachte ich, dass, solange ich die Schilddrüsentabletten nahm, nichts mehr schief gehen konnte.

Einige Monate später setzte ich das Medikament gegen die Schizophrenie gegen die Empfehlung meines Psychiaters einfach ab.
Mein Kind war da ungefähr ein Jahr alt.

Erstmal ist alles gut.
Ich erlebe einen WUNDERSCHÖNEN Sommer. Das ist der einzige Sommer, den ich nüchtern mit meinem Kind erleben darf. Also ohne Tabletten.
Ich bin viel im Freibad oder am Bodensee.
Ich genieße die Zeit mit meiner Tochter.
Ich bin NÜCHTERN, ich bin gesund.
Ich fühle mich gesund.
Ich sprühe vor Energie.
Ich gehe in dieser Zeit sogar ab und zu wieder ins Fitnessstudio, wenn mein Vater auf meine Tochter aufpassen kann.
Ich freue mich UNHEIMLICH darauf, dass ich bald wieder anfange zu arbeiten.

Ich habe zwei Jahre Elternzeit in der Parfümerie.

Alles ist wieder ganz normal.

Mein Mann freut sich sehr, dass es mir wieder gut geht.

Ich muss nur noch die Schilddrüsentabletten nehmen, aber das ist ja nicht schlimm.

Wir verstehen beide immer noch nicht, dass ich ernsthaft psychisch krank bin und ich die Tabletten gegen Schizophrenie dringend brauche.

Der Einzige, der kommen sieht, dass ohne die Einnahme der Medikamente etwas Schlimmes passieren wird, ist mein Psychiater.

Ich muss jetzt zum Psychologen und zum Psychiater gehen. Der Psychologe ist für die Gesprächstherapie und der Psychiater für die Tabletten zuständig.

Früher kannte ich den Unterschied nicht zwischen Psychologe und Psychiater.

Mein Psychiater war gar nicht begeistert davon, dass ich mein Medikament einfach so absetzte. Er vereinbarte Folgetermine mit mir, um zu sehen, wie es mir ging. Er sah es kommen, dass ich bald wieder Tabletten brauchen würde und er sollte Recht behalten. Kurz vor Weihnachten ging es mir wieder sehr schlecht. Ich hatte sogar optische Halluzinationen und sah immer zwei alte

Lehrer aus einer anderen Stadt, aus einer ganz anderen Zeit in meinem Leben, aber die Lehrer waren in Wirklichkeit nicht da.

Meine Tochter war zu diesem Zeitpunkt ein Jahr und ein paar Monate alt.

Das Weihnachtsfest kam und es wurde einfach alles fürchterlich. Ich redete nur wirres Zeug am Tisch und war total neben der Spur. Ich machte allen das Weihnachtsfest richtig kaputt. Es war das letzte Weihnachten, das ich mit meiner Schwiegermutter erleben durfte. Meine Schwiegermutter hatte Krebs. Sie ist leider ein paar Monate nach Weihnachten verstorben.

Ich hatte neue Wahnvorstellungen. Ich dachte plötzlich, andere Menschen könnten meine Gedanken lesen. Es war eine ganz komische Wahnvorstellung. Die Überzeugung nämlich, alle könnten in meinen Kopf hineinsehen. Ich dachte, dass alle wissen, welche Witze ich auf meinem Handy habe und was in meinem Handy geschrieben steht. Es war ein Gefühl, als wäre mein Kopf durchsichtig und alle würden wissen, was ich denke. Es war kein Gefühl, es war meine Überzeugung! Das war sehr quälend für mich! Im Nachhinein habe ich heute ein sehr, sehr schlechtes Gewissen wegen diesen furchtbaren Weihnachtstagen.

Mein Mann und ich dachten zuerst, dass wir

das so hinbekommen, ohne einen weiteren Psychiatrieaufenthalt. Ich muss nur wieder das Medikament gegen Schizophrenie jeden Tag nehmen und alles würde wieder gut werden. Da mein Psychiater im Weihnachtsurlaub war, mussten wir in die Notaufnahme des Krankenhauses, um ein Rezept zu bekommen. Aber für die Medikamente war es zu spät! Wir hatten uns geirrt! Ich war schon zu sehr durch den Wind und neben der Spur und es kam zu einem schlimmen Vorfall. Mein Mann war zum Glück gerade zu Hause mit unserer Tochter. Er ließ mich natürlich nie mit ihr alleine in dieser schlimmen Phase.

Wir wohnen im Dachgeschoss eines Mehrfamilienhauses, das dicht neben einem anderen Wohnhaus steht. Beide Häuser berühren sich fast mit ihren seitlichen Ecken. Unsere große Terrasse geht fast zu allen Seiten um die Wohnung herum. Eines Tages sprang ich einfach von dieser Dachterrasse! Ich kann nicht erklären, warum ich das in diesem Moment gemacht habe. Ich war wie eine ferngesteuerte Spielzeugfigur. Ich kann mich im Nachhinein komischerweise an alles erinnern, was ich in diesem Moment gemacht habe, aber während ich es tat, hatte ich keinerlei Kontrolle darüber! Weder hatte ich eine Kontrolle darüber, WAS ich mache, noch eine Kontrolle darüber, WAS ich sage.

So, als wäre auf einmal ein anderer Mensch in mir, der jetzt die Macht über mich übernimmt. Und ich bin, wohlgemerkt, absolut nüchtern.

Mein Mann sieht also von der einen Seite der Terrasse, wie ich auf einmal zu dem anderen Ende der Terrasse renne und auf die Terrasse eines Mieters vom Nachbarhaus hinüber springe. Ich hätte auch runterfallen und sterben können! Wir wohnen im fünften Stock! Bei dem Mieter, der im Haus gegenüber im Dachgeschoss wohnt, stand die Terrassentür offen. Ich lief einfach in die fremde Wohnung. Immer noch war ich wie ferngesteuert. In diesem Moment konnte ich absolut nichts dagegen ausrichten.

Unser Nachbar ist ein alter Mann, über 90 Jahre alt. Er saß zu dem Zeitpunkt, als ich von seiner Terrasse in seine Wohnung kam, seelenruhig an einem Tisch und aß. Ich setzte mich zu ihm an den Tisch und fing an, mit ihm zu reden. Er ist schon so alt, dass er gar nicht geschockt war. Er fragte nicht, woher ich auf einmal kam und er fragte auch nicht, wer ich bin. Er saß am Tisch, aß und redete mit mir.

Ich redete nur wirres Zeug. Ich kann mich nicht mehr genau erinnern, was ich ihm alles erzählte. Ich hatte eine Art Panikattacke, ich war voller Panik und hatte schreckliche Angst. Wovor ich Angst hatte, das kann ich heute gar nicht sagen. Es war einfach ein furchtbares Gefühl. An meinem Mann lag es nicht. Mein Mann war immer gut zu mir. Er ist der beste Mann der Welt. Ich hatte einfach total Panik ohne Grund. Es lag an der Krankheit.

Ich fragte den alten Mann, wo es aus seiner Wohnung geht und er zeigte mit dem Finger auf die Wohnungstür. Ich eilte hinaus und fuhr mit dem Aufzug in den Keller. Im Keller angekommen, öffnete ein anderer Nachbar, der gerade vom Fahrradfahren kam, mir die Tür. Er machte einen Schritt zur Seite, um die Tür richtig weit aufmachen zu können und drehte sich dabei leicht von seinem Fahrrad weg. In diesem Moment schnappte ich mir sein Fahrrad und fuhr damit einfach los. Ich klaute ihm sein Fahrrad sozusagen vor seinen Augen! Wohin ich fuhr, wusste ich nicht. Ich war getrieben von Angst und Panikgefühlen. Ich fuhr so schnell, als würde mich jemand verfolgen. An einer Kreuzung nahm ich einem Auto die Vorfahrt und wurde um ein Haar angefahren. Ich fuhr ganz wirr durch die Gegend, durch meine Stadt, hektisch und getrieben von Angst. Und ich sah so schrecklich aus, wie ich mich normalerweise nie vor die Haustür trauen würde: Ich war ungeschminkt, das zerzauste Haar zum Zopf gebunden. Ich trug einen Weihnachtspulli,

eine Jogginghose und quietschgrüne Haus-
schuhe. Schlussendlich, ich weiß nicht warum, fuhr ich zur Polizei. Ich trat in die
Polizeiwache und schob immer noch das
Fahrrad mit. Ich erklärte, dass ich soeben
dieses Fahrrad gestohlen hätte und ich redete
wirres Zeug. Ich war aber komplett nüchtern,
während ich mich so komisch verhielt.

Ich kam wieder in die Psychiatrie.

Psychiatrie II

Kurz nach Weihnachten bin ich das zweite Mal in der Psychiatrie. Und alles nur, weil ich das Medikament nicht weiter genommen habe. Das wäre nicht passiert, wenn ich auf meinen Arzt gehört hätte. Aber wenn man zum ERSTEN MAL im Leben etwas mit der Psyche hat, versteht man noch nicht, dass man jetzt wirklich ein Leben lang Tabletten nehmen muss.

Meine Tochter ist zu dem Zeitpunkt eineinhalb Jahre alt. Wieder muss mein Mann zu Hause alles alleine machen und sich um unsere Tochter kümmern, denn ich bin ungefähr vier Wochen weg.

Ich habe in der Psychiatrie eine weitere Wahnvorstellung: Kurz bevor ich das zweite Mal in die Psychiatrie kam, war ich bei meiner Frauenärztin und habe mir die Kupferspirale einsetzen lassen. Eine Spirale OHNE Hormone, denn vor Hormonen habe ich mittlerweile Angst. In der Psychiatrie denke ich, dass die Ärztin mir die Spirale gar nicht eingesetzt hat, sondern mich heimlich befruchtet hat, ohne es mir zu sagen.

Ich fühle mich schwanger in der Psychiatrie, aber in Wirklichkeit bin ich es nicht. Ich denke wieder, hier läuft irgendeine Verschwörung gegen mich. Ich wurde befruchtet, ohne es zu wissen. Ich werde irgendein Kind bekommen, nicht mein Kind, ein genetisch mir fremdes Kind. Ich bin nur die Legehenne. Das sind so meine wirren Gedanken.

Ich fange in der Klinik an, wieder mein Medikament zu nehmen und werde langsam wieder klar im Kopf. Und ich sehe ein: ich bin nicht schwanger, ich bin psychisch krank!

Dieses Mal lautet die Diagnose „paranoide Schizophrenie". Eine nahe Verwandte hat die gleiche Krankheit wie ich. Es ist wahrscheinlich erblich bedingt.

Das zweite Mal in der Psychiatrie muss ich ungefähr vier Wochen bleiben. Als ich wieder heraus komme, schreibe ich einen Brief an meinen Arbeitgeber. Mein Kind ist ungefähr eineinhalb Jahre alt und in einem halben Jahr müsste ich wieder arbeiten. Unvorstellbar für mich! Ich bitte den Arbeitgeber darum, meine Elternzeit auf drei Jahre zu verlängern. Es klappt zum Glück. Das ist gar kein Problem. Ich gebe natürlich keinen Grund an, warum ich die Elternzeit verlängern will.

Als es mir noch gut ging, hatte ich mich so sehr wieder auf das Arbeiten gefreut. Also bevor ich zum zweiten Mal in die Psychiatrie gekommen bin. Auf einmal kann ich es mir gar nicht mehr vorstellen, überhaupt zu arbeiten mit dem Medikament. Ich darf nicht mehr Auto fahren, während das Medikament noch so hoch eingestellt ist, kurz nach der Psychiatrie. Vor der Elternzeit bin ich immer mit dem Auto eine Stunde zur Arbeit gefahren und eine Stunde zurück. Und von einem Tag auf den anderen darf ich kein Auto mehr fahren. Ich weiß gar nicht, wie ich überhaupt in Zukunft zur Arbeit kommen soll!

Aber es geht von Monat zu Monat aufwärts nach dem zweiten Klinikaufenthalt. Ich bin wieder völlig klar im Kopf, ich habe keine Wahnvorstellungen mehr und die Halluzinationen mit den alten Lehrern tauchen auch nicht mehr auf.

Ich nehme aber immer mehr an Gewicht zu durch das Medikament. Ich habe einen ganz aufgequollenen Bauch, wie eine Schwangere. Ständig werde ich gefragt, ob ich wieder schwanger bin. Das nervt mich sehr. Aber lieber bin ich dick, als psychisch krank. Dann bin ich eben dick. Ich wiege jetzt 113 Kilogramm. Das ist viel mehr als an dem Tag vor der Geburt meiner Tochter! Und jetzt habe ich kein Baby im Bauch!

Ich sehe ein, dass ich das Medikament brauche. Ich werde es nie wieder einfach so absetzen. Jetzt nehme ich es ganz gewissenhaft jeden Tag. Es ist aber viel Lebensqualität verloren gegangen durch das Medikament. Es geht auch viel Lebensqualität verloren, wenn man von einem Tag auf den anderen nicht mehr Auto fahren darf. Jemand, der das noch nicht erlebt hat, kann sich das gar nicht vorstellen, wie das so ist. Mein Mann muss mich überall hinfahren und abholen. Das ist für ihn auch eine Belastung. Aber er unterstützt mich, wo er nur kann. Wieder übernimmt er die Nachtschichten mit unserer Tochter, steht nachts auf und kümmert sich um unser Kind. Und das, obwohl er am nächsten Tag arbeiten muss.

Er ist der beste Mann der Welt. Ich frage mich manchmal, woher er die Kraft für das alles nimmt. Ich frage mich auch, was Mütter machen, die in meine Situation kommen und alleine sind! Das ist unvorstellbar! Ohne Hilfe geht es meines Erachtens gar nicht!

Verwandtschaft

Meine Verwandte, die die gleiche Krankheit hat wie ich, war schon sehr oft in der Psychiatrie. Sie ist ungefähr 60 Jahre alt und hat die Krankheit schon über zehn Jahre. Zehn Jahre, die ich bewusst mitbekommen habe. Aber vielleicht hat sie die Krankheit auch schon viel, viel länger. Sie hat zum Glück ebenfalls einen Mann, der sie liebt, sie unterstützt und zu ihr hält.

Ich dachte immer, die Frau wäre depressiv, aber erst nach Ausbruch meiner eigenen Krankheit weiß ich, dass sie auch Psychosen hatte, Sachen gesehen oder gefühlt hat, die nicht da waren. Eine Zeitlang hatte sie sich eingeredet, dass bestimmte Metalle sie verstrahlen würden. Menschen, die sie besuchten, mussten ihre Brillen abnehmen, weil sie Angst hatte, dass das Metall des Brillengestells sie böse anstrahlen würde.

Ich habe mitbekommen, wie sie ihre Tabletten immer wieder abgesetzt hatte und deswegen stets wieder in der Psychiatrie war. Das war bei ihr so ein Dauerkreislauf. Ich dachte immer, sie wäre manisch depressiv, aber sie hatte nur manische Phasen, wenn sie die Tabletten abgesetzt hatte. Dann war sie immer sehr aufgedreht, komisch und ein wenig so, als wäre sie betrunken oder so. Sie hat immer alle angelogen, dass sie ihre Tabletten nehmen würde. Und dann kam meistens eine Psychose und nach der Psychose dachten alle wieder, sie hätte wieder Depressionen, dabei hat sie einfach wieder angefangen, ihr Medikament zu nehmen. Und das Medikament macht sie eben müde.

Das Problem bei ihr war immer, dass sie nie einsehen wollte, dass sie krank ist. Sie hat kein Vertrauen zu ihren Ärzten und glaubt nicht daran, dass die Ärzte nur das Beste für sie wollen. Sie hat mehrere Male ihren Psychiater gewechselt, weil sie ihn nicht für kompetent genug hielt.

Aus meinem Umfeld kamen oft wenig hilfreiche Ratschläge: sie bräuchte ja keine Tabletten, es müsste doch auch so funktionieren oder sie hat sich von den falschen Leuten etwas einreden lassen.

Zum Glück konnten wir sie überreden, dass sie jetzt einmal im Monat eine Depotspritze bekommt. Das geht jetzt ungefähr seit drei Jahren gut mit der Spritze.
Sie war am Anfang natürlich nicht überzeugt davon, hat aber schlussendlich eingewilligt.

In Deutschland sind die Gesetze so, dass man Menschen nicht zwingen kann, sich helfen zu lassen. Wenn sie irgendwann meint, dass sie die Spritze nicht mehr will oder nicht mehr braucht, dann ist das ihre Entscheidung. Das nennt man die „Gesundfühl-Falle" meiner Krankheit. Wenn man lange keine Psychose mehr hatte, denkt man, dass es bestimmt auch ohne Medikamente geht, aber das geht es nicht. Eine Schizophrenie ist in fast allen Fällen chronisch. Es ist nicht leicht, das einzusehen, aber es ist so. Es ist sehr schmerzhaft, das akzeptieren zu müssen.

In meiner Familie wird selten über meine psychische Erkrankung geredet. Es gibt Menschen, mit denen ich offen reden kann, wie mit meiner Schwester oder meinem Vater. Mit der Frau, die auch die Krankheit hat, kann ich am wenigsten reden. Sie will nicht darüber sprechen. Auf Familienfeiern wollen die meisten Angehörigen oder Bekannten nichts über das Thema wissen. Das Thema wird totgeschwiegen. Es ist wie ein offenes Geheimnis: Jeder weiß, dass ich in der Psychiatrie war, aber man redet nicht darüber. Ich glaube, dass viele denken, dass ich mit der Mutterrolle überfordert war oder das meine Tochter mich überfordert hat und ich deswegen in der Psychiatrie war. Das ärgert mich sehr. Ich habe eine Krankheit,

aber viele denken, ich war einfach überfordert oder so.

Ein Verwandter sagt immer nur zu mir, dass
ich unbedingt abnehmen muss. Dass ist sein
einziges Thema, wenn er mich sieht. Es wäre
für mich viel schöner, wenn er mich fragen
würde, wie ich mich fühle. Es ist nicht das
wichtigste, dünn zu sein. Er kann einfach
nicht verstehen, dass ich jetzt so dick bin.
Und ich kann nicht verstehen, warum ihn das
überhaupt so stört. Ich sage ihm, es liegt an
den Tabletten und dann sagt er, ich bräuchte
andere Tabletten oder ich solle mal meinen
Psychiater wechseln. Das sind die Ratschläge, die ich so bekomme. Abnehmen ist
doch nicht das wichtigste Thema. Ich denke
immer: und was wäre jetzt so schlimm daran,
wenn ich einfach so bleibe wie ich bin?
Nichts wäre schlimm daran!

Ein zweites Kind?

Leute die mich nicht besser kennen, für die
bin ich ganz normal.
Vielleicht weiß man höchstens, dass ich mal
in der Klinik war wegen Depressionen. Das
ist ja nicht schlimm.
Ich werde oft gefragt, ob ich weitere Kinder
haben möchte. Das ist ein schwieriges Thema. Ich hätte sehr gerne weitere Kinder. Aber
wie soll das gehen? Ich nehme jetzt jeden Tag
diese Tabletten. Ich habe es gegoogelt und
mich in das Thema eingelesen. Es wäre nicht
gut, diese Tabletten zu nehmen während einer
Schwangerschaft. Aber ich MUSS diese Tabletten jeden Tag nehmen. Ich kann die
Tabletten während einer Schwangerschaft
nicht einfach absetzen. Denn wenn ich dann
schwanger vom Dach springe wegen irgendeiner Wahnvorstellung, bringt das keinem
was. Ich würde das ungeborene Baby gefähr-
den, wenn ich die Tabletten NICHT nehmen
würde. Wenn ich diese Tabletten aber nehmen würde in einer Schwangerschaft, könnte
das Kind krank zur Welt kommen. Es wäre
ungefähr so, als wenn man die ganze
Schwangerschaft über Drogen nehmen würde.
Ich denke, ich muss einfach froh und glücklich sein, dass ich EIN gesundes Kind habe.

Ich war gesund, als meine Tochter auf die Welt gekommen ist. Ich musste keine Tabletten nehmen in meiner Schwangerschaft. Ich denke, bei meinem Mann und mir bleibt es bei einem Kind. Ich erzähle aber natürlich nicht jedem, der mich nach einem zweiten Kind fragt, die ganze Geschichte.

Es nervt total, dass man als Mutter eines Einzelkindes sehr oft kritisiert wird: „Das Kind kann doch nicht alleine bleiben", „Ein Kind braucht doch Geschwister" oder „Das Kind wird egoistisch, wenn es alleine bleibt." Ich hasse es, mich anscheinend rechtfertigen zu müssen. Ich hasse es! Es geht aus gesundheitlichen Gründen einfach nicht mehr. Aber keiner vermutet, dass ich krank bin. Ich bin ja erst Anfang 30, ich bin jung und ich habe ja nichts Körperliches.
„Ein Kind ist wie kein Kind", diesen Spruch hasse ich auch. Ein Kind zu haben, ist auch sehr viel Arbeit.

Wenn jemand einen gebrochenen Arm hat, dann sieht man das direkt. Bei psychischen Krankheiten sieht man den Menschen nicht an, dass sie krank sind. Das ist manchmal ein Segen, aber manchmal auch doof, weil die Menschen dann nicht verstehen, dass man krank ist.

Durch die Tabletten sind zwar die Symptome weg, aber man ist ja trotzdem krank. Die Krankheit schlummert in einem. Und man ist eingeschränkt im Leben durch die Tabletten. Man muss erst lernen, mit dieser permanenten Müdigkeit zu leben. Ein gesunder Mensch muss keine Tabletten nehmen, die müde machen. Mein Medikament wird sonst nur zur Behandlung von aggressiven Jugendlichen eingesetzt und zur Behandlung von aggressiven Demenzpatienten. Daran sieht man, wie sehr es einen runter dimmt. Ich muss es nehmen, obwohl ich nicht aggressiv bin. Es macht träge und es macht müde, das nervt. Aber lieber müde als psychisch krank. Seit ich das Antidepressivum zusätzlich nehme, ist es wirklich viel besser geworden. Das schafft einen guten Ausgleich.

Morgens nehme ich das Antidepressivum, um fit zu werden. Abends nehme ich das Medikament gegen die Schizophrenie und werde wieder müde.

Viele Freunde verstehen nicht, dass ich eine Krankheit habe, wodurch ich abends kein Durchhaltevermögen mehr habe. Sie sagen: „Bald geht es dir bestimmt wieder gut und dann brauchst du keine Tabletten mehr." Sie haben sich mit meiner Krankheit nicht richtig auseinandergesetzt. Manchen habe ich auch nicht alles darüber erzählt.

Die Arbeit

Der letzte Aufenthalt in der Psychiatrie ist erst ein paar Monate her. Es ist Sommer und mein Kind ist mittlerweile ungefähr zwei Jahre alt und geht seit kurzem in eine Kleinkindgruppe. Von 8:30 bis 12:30 Uhr ist die Kita. Ich arbeite zwar noch nicht, aber es ist eine große Entlastung für mich, auch wegen meiner Krankheit. Das Medikament ist immer noch hoch eingestellt und ich lege mich oft wieder ins Bett, wenn mein Mann unsere Tochter morgens in die Kita bringt. Das ist ein Thema, was viele verärgert. Wie kann man sein Kind in eine Kita geben, wenn man NOCH NICHT wieder arbeiten geht???
Dass ich krank bin, weiß fast niemand. Die Leute denken wahrscheinlich, ich wäre faul. Immer muss ich mich für alles rechtfertigen, wenn meine Geschichte nicht bekannt ist.
Meine Elternzeit habe ich auf drei Jahre verlängert. Die Kita hatte ich beantragt, als ich plante, nach zwei Jahren wieder arbeiten zu gehen. Ich habe es dann einfach dabei belassen.

Eines Morgens liege ich seelenruhig im Bett, mein Kind ist in der Kita, da klingelt mein Handy.
„Hallo", sage ich noch etwas verschlafen.

„Hey, hey, sag mal, schläfst du etwa noch? Beate hier!"

Mit Beate habe ich vor vielen Jahren in einem schönen Salon in meiner Stadt meine Friseurausbildung gemacht.

„Sag mal, hättest du heute Zeit für eine Brautprobe? Und kannst du diesen Samstag eine Braut schminken?", fragt sie mich. Beate arbeitet immer noch als Friseurin in einem anderen Salon. In diesen Salon soll ich zum Schminken kommen. Ich bin total durcheinander. Schaffe ich es, wieder Leistung zu bringen? Vor ein paar Monaten war ich noch in der Psychiatrie und war total neben der Spur. Ab und zu habe ich durch das Medikament ein leichtes Zittern in der Hand. Schaffe ich es einen geraden Lidstrich zu ziehen? Was ist, wenn meine Hand zittert? Ich weiß in diesem Moment nicht, was ich ihr antworten soll. Der Anruf überrascht mich komplett.

„Es ist wirklich dringend", sagt Beate, „unsere Visagistin ist krank." Ich sage, „Ja klar, kann ich machen, kein Problem."

Im „nein" sagen bin ich nach wie vor nicht gut und ich möchte es auch wirklich gerne machen. Ich habe nur Angst, dass etwas schief geht. Und ich habe Angst davor, dass die Leute denken, ich wäre komisch. Hoffentlich wird man nicht bemerken, dass ich Tabletten nehme!

Ich komme zur Brautprobe und es läuft alles super. Ich fange an, ab und zu dort in dem Friseursalon eine Frau oder zwei zu schminken für eine Stunde. Das gibt mir wieder Selbstbewusstsein und Auftrieb.

Mit drei Leuten, die in dem Salon arbeiten, habe ich meine Friseurausbildung gemacht. Das Team ist sehr nett, der Chef sehr cool und ich fühle mich von Anfang an willkommen und wohl. Es ist sehr familiär.

Ab und zu zittert meine Hand etwas beim Schminken, aber das Endergebnis ist immer sehr gut, deshalb ist es egal. Es spricht mich nie eine Kundin darauf an.

Ein paar Monate später sagt der Chef zu mir: „Hey, du warst doch früher Friseurin! Willst du hier nicht eine Festanstellung haben nach deiner Elternzeit?" Ich bin sehr glücklich und ich sage, ich überlege es mir. Schlussendlich, sage ich ihm zu, denn das ist genau das, was ich möchte. Und ich habe keinerlei Fahrweg mehr zur Arbeit.

Einmal möchte eine Braut, dass ich zur Location komme, um sie dort zu schminken. Die Location ist weiter weg. Ich muss bei dem Friseur zugeben, dass ich zurzeit nicht

Auto fahren darf. Das ist mir unglaublich peinlich. Was die Kollegen wohl denken? Aber keiner fragt, warum ich nicht Auto fahren darf. Eine Arbeitskollegin nimmt mich mit zur Location. Sie macht die Haare, ich mache das Make-up von der Braut.

Der Chef sieht nur meine Arbeit. Das ich nicht Auto fahren darf, ist ihm egal. Er will mich einstellen.

Angst vor der Zukunft

Es ist Weihnachten, ein Jahr nach dem Weihnachten, an dem es mir so schlecht ging, und die Erinnerungen kommen in mir wieder hoch. Meine Tochter ist zwei Jahre und ein paar Monate alt.

Seit ein paar Monaten schon, schminke ich gelegentlich bei dem Friseur. Eigentlich geht alles langsam aufwärts. Aber mich quälen Selbstzweifel. Kann ich die Festanstellung bei dem Friseur anfangen, wenn mein Kind drei Jahre alt wird? Oder werde ich mich vor allen Mitarbeitern und vor den Kunden blamieren? Ich habe Angst, richtig anzufangen zu arbeiten. Bis jetzt läuft alles über mein Kleingewerbe auf selbstständiger Basis. Ich habe Angst davor, anzufangen zu reden und dabei wieder die Kontrolle zu verlieren über das, was ich sage. Vielleicht ist es besser, ich werde Hausfrau und Mutter und arbeite nicht mehr. Oder ich helfe meinem Mann in seinem Laden. Ich weiß nicht, was das Richtige ist.

Eigentlich sollte ich mich freuen. Ein Jahr lang hatte ich keinen Rückfall. Das Medikament wird immer weiter runter dosiert. Seit Oktober nehme ich das Antidepressivum

68

zusätzlich und es hilft sehr gut. Aber ich mache mir viele Gedanken um Weihnachten rum. Ich gehe meinem Mann richtig auf die Nerven mit meinem Gerede, weil ich nicht weiß, was ich in Zukunft machen soll, ich weiß nicht, was das Richtige ist. Ich bin sehr gestresst und unter Druck.

Eigentlich nimmt mein Mann mir den ganzen Druck, indem er sagt, wenn ich nicht arbeiten will, muss ich nicht arbeiten. Ich mache mir selbst den Druck. Hausfrau will ich eigentlich auch nicht sein, aber ich sehe keinen anderen Ausweg.

Ich weiß nicht, was ich machen soll.
Mit zitternder Hand rufe ich kurz nach Silvester meinen Chef an. Meine Tochter ist ungefähr zweieinhalb Jahre alt. In ein paar Monaten soll ich richtig anfangen zu arbeiten. Ich frage meinen Chef, ob wir uns treffen können, um etwas zu besprechen. Er sagt, er habe Urlaub und ob man das nicht am Telefon klären kann. Ich sage: „Ich weiß gar nicht, wie ich anfangen soll, aber ich sage jetzt einfach mal die Wahrheit, die Wahrheit ist ja immer das Beste ..." Er sagt: „Ja gut, was gibt`s?"
Ich sage: „Naja, vielleicht solltest du wissen, dass ich zweimal in der Psychiatrie war nach der Geburt meines Kindes…"

Stille.

Mein Chef sagt: „Ja, und jetzt denkst du, ich stelle dich DESWEGEN nicht ein, oder was? NUR weil du zweimal dort warst?"

Ich hatte mir den Kopf zerbrochen, was passieren würde, wenn er es erfährt und er reagiert einfach so locker. Ich sage: „Ja deshalb habe ich mir überlegt, dass ich vielleicht auf selbstständiger Basis bei dir weiter schminke, ohne eine Festanstellung. Wenn ich dann mal wochenlang krank sein sollte, musst du mich nicht bezahlen für die Zeit, die ich dann ausfalle." Mein Chef sagt: „Sowas ist mir zum Beispiel scheißegal, du bekommst natürlich trotzdem die Festanstellung. Ich verstehe, dass du dir Gedanken machst. Aber ich muss dir ganz ehrlich sagen, ich hatte mal einen ähnlichen Fall in meinem Team. Und ich bin froh und glücklich, dass ich diese Person damals unterstützt habe und dass es ihr heute wieder gut geht und sie arbeitet heute immer noch als Friseurin. Jeder Mensch hat eine Vergangenheit. Das ist doch nicht schlimm."

Ich bin sprachlos. Mit dieser Reaktion hatte ich niemals gerechnet.

Ich unterhalte mich eine Weile mit meinem Chef. Meine Diagnose sage ich zwar nicht, aber ich erzähle ihm, dass ich Tabletten nehmen muss und dass ich mir deswegen

Sorgen mache, ob ich gut sein werde in der Arbeit. Anstatt darauf abwertend zu reagieren, motiviert er mich und redet mit Geduld auf mich ein. „Mir ist es völlig egal, dass du irgendwelche Tabletten nehmen musst", sagt er. „Wenn du es nicht einfach ausprobierst zu arbeiten, wirst du nie erfahren, wie es wohl geworden wäre. Du musst es einfach probieren. Entweder es klappt oder es klappt nicht."

Ich rechne meinem Chef bis heute sehr hoch an, dass er in diesem Moment so cool reagiert hat. Und das er an mich glaubt! Ich habe das Gefühl, mit meinem Chef könnte ich über alles reden. Er ist für seine Mitarbeiter da, wenn sie Probleme haben!

Es war total Zufall, dass ich eines Morgens von Beate diesen Anruf bekommen hatte, in einer Zeit, in der ich gar nicht damit gerechnet hatte. Das Schicksal meint es doch irgendwie gut mit mir. Immer, wenn sich eine Tür schließt, öffnet sich irgendwo wieder eine andere.

Ich beschließe, dass ich anfange zu arbeiten, wenn mein Kind drei Jahre alt wird.

Und es wird gut werden.

Alltag

Mittlerweile ist meine Tochter drei Jahre alt und ich arbeite bei dem Friseur auf Teilzeit seit sie ungefähr 2,5 Jahre alt ist und es klappt sehr gut. Ich nehme jeden Tag die Tabletten und keiner bemerkt es.
Zumindest hoffe ich das.

Die Dosis von meinem Medikament ist jetzt bei einem Milligramm pro Tag und ich darf sogar wieder Auto fahren.
Die Müdigkeit ist ein ständiger Begleiter, aber ich bin klar im Kopf.
Ich fühle mich jeden Tag so, als hätte ich ganz schlecht geschlafen. Oder so, wie ich mich früher immer sonntags gefühlt habe, nach einer Party. So fühle ich mich jetzt jeden Tag.

Und ich habe immer noch mein Kampfgewicht. Aber lieber dick, als psychisch krank.

Ich werde auf gar keinen Fall mehr versuchen, die Tabletten einfach so abzusetzen oder weg zu lassen. Das Leben nervt mit dieser ständigen Tablettenschluk-kerei, aber so ist es jetzt nun mal.
Mittlerweile ist etwas Normalität eingekehrt.

Ein großer Schritt zur Normalität war es, wieder anzufangen zu arbeiten. Wenn ich in der Arbeit bin, bin ich konzentriert. Ich vergesse die Tabletten und das alles für einen Moment. Dort fühle ich mich eigentlich am normalsten. Das Gefühl, gebraucht zu werden, ist schön. Die Arbeit macht mir großen Spaß.

Nur wenn ich den ganzen Tag zu Hause bin und frei habe, dann steigere ich mich manchmal in meine negativen Gedanken hinein.
Manchmal bin ich traurig, dass jetzt alles so ist, wie es ist. Dass ich ständig Tabletten nehmen muss und dadurch so träge geworden bin. Aber ich muss einsehen, dass meine Situation eigentlich gut ist und nicht schlecht.
Zum Glück gibt es eine Lösung für meine Krankheit und zum Glück muss ich nicht bis an mein Lebensende in einer Psychiatrie sitzen.

Es nervt aber auch das Gefühl, dass ich immer denke, dass man diese Geschichte eigentlich niemandem erzählen darf.
Warum eigentlich nicht?
Es ist doch nicht schlimm, psychisch krank zu sein. Über alle anderen Krankheiten reden die Menschen andauernd.
Warum darf man nicht den Mund aufmachen, wenn man erzählen will, man hat paranoide

Schizophrenie?

Kurz bevor ich mit meiner Festanstellung angefangen habe, war ich in einer Mutter-Kind-Kur im Schwarzwald. Wieder fühlte ich mich Anfeindungen ausgesetzt.
„Ich habe auch einmal so eine Kur beantragt, aber ICH habe sie damals nicht genehmigt bekommen.", sagten manche Mütter voller Missgunst.
„Wie hast du DAS nur geschafft?"
„Warum gehst du in eine Kur? Du bist doch kerngesund?"
Aber immer wieder bekam ich das Gefühl, dass ich meine Geschichte eigentlich nicht erzählen darf. Dass ich den Mund halten muss. Ich wusste dann immer gar nicht so richtig, was ich sagen soll.
Irgendwann fragte eine Frau: „Musstest du zum Abnehmen dahin?" Und ich sagte: „Ja, genau!"

Und wenn man es doch mal erzählt, muss man sehr vorsichtig sein. Eine Freundin, der ich mein Herz ausschüttete und der ich alles über mich erzählt hatte, meldete sich einfach nie wieder bei mir. Vor der Geburt trafen wir uns noch sehr oft und jetzt gar nicht mehr. Vielleicht hat sie jetzt Angst vor mir.
Ich musste mir auch Sachen anhören wie: „Naja, bei deinem Drogenkonsum früher

kannst du froh sein, dass es nicht noch viel schlimmer gekommen ist!"

Man wird abgestempelt!

Ja, ich bin früher auf Partys gegangen. Ja, ich habe früher gerne gefeiert, aber meine Krankheit ist bei mir genetisch. Eine Person in meiner Familie hat auch diese Krankheit und die hat früher definitiv keine Drogen genommen.

Immer versuchen Menschen, einen Grund zu finden, warum man durchgedreht ist.

„Ja, es ist schon sehr anstrengend mit einem kleinen Baby", sagte eine Tante mitleidig zu mir, nachdem ich das erste Mal in der Psychiatrie war. Mitleidig schaute sie mich dabei an. Innerlich kochte ich vor Wut. Ich fühle mich so missverstanden. Manche Menschen denken wohl, dass ich überfordert war mit meinem Kind oder mit der Mutterrolle. Ich war oder bin aber nicht überfordert mit meinem Kind.

Ich habe die tollste Tochter auf der ganzen Welt. Ein Sonnenschein. Ich liebe sie und bin sehr stolz auf sie. Ich bin total gerne Mama! Meine Tochter hat durch meine schwierige Zeit zum Glück keine Verhaltensauffälligkeiten entwickelt. Als ich das zweite Mal aus der Psychiatrie kam, war sie am Anfang etwas schüchtern, aber das ist sehr schnell verflogen. Mittlerweile geht sie in den Kindergarten und dort ist sie total aufgeblüht. Sie ist ein selbstbewusstes, fröhliches Mädchen und sie versteht sich sehr gut mit anderen Kindern. Sie hat schon jetzt eine ganz starke, eigene Meinung und sagt direkt, was sie will oder was sie nicht will. Das finde ich sehr gut. Sie weiß, zum Beispiel, genau, was sie morgens anziehen möchte und was nicht. Man sieht, sie hat jetzt schon einen sehr starken Charakter.

Ich liebe mein Kind über alles und ich liebe es, Mama zu sein. Es gibt nichts Schöneres!

Sie fragt manchmal, warum ich zum Beispiel eine Tablette nehme. Ich sage dann immer, ich nehme meine Tabletten für die Schilddrüse. Die ganze Wahrheit erzähle ich ihr irgendwann, wenn sie größer ist. Ich hoffe natürlich sehr, dass sie diese Krankheit nie bekommen wird, wenn sie erwachsen ist. Sie hat nie gefragt, wo ich war, als ich in der Psychiatrie war. Da war sie noch so klein, daran denkt sie gar nicht mehr oder sie erinnert sich gar nicht mehr daran.

Während der Mutter-Kind-Kur habe ich ihr gesagt, dass wir im Urlaub sind. Sie war zwar dabei, wenn morgens bei mir der Blutdruck gemessen wurde, aber sie hat nicht gefragt, warum das gemacht wird.

Seit kurzem bin ich in meiner Stadt in einer

Selbsthilfegruppe für psychisch kranke Eltern. Das hilft mir sehr. Was in der Gruppe besprochen wird, bleibt in der Gruppe, deshalb kann ich nicht viel dazu schreiben. Aber ich habe eine Frau kennengelernt, die die gleichen zwei Medikamente nimmt wie ich und sie hat sogar drei Kinder und ist in einer ähnlichen Situation.

Mir tut es sehr gut, wenn ich merke, dass ich nicht alleine bin. Endlich kann ich mit anderen Menschen reden, denen es so geht wie mir. Nur selbst Betroffene können einen richtig verstehen.

Ich habe mal angefangen, ein Buch über psychische Krankheiten zu lesen, darin steht geschrieben, dass es oft keinen Grund dafür gibt, dass eine psychische Krankheit ausbricht. Die Menschen suchen immer nach einem Grund, aber oft ist es ganz einfach genetisch. Man kann das schönste Leben haben und es kann einen treffen. Es kann JEDEN treffen. Ein Prozent der Menschen haben paranoide Schizophrenie. Ich gehöre zu diesem einen Prozent.

Manchmal frage ich mich, ob die Krankheit bei mir vielleicht nicht ausgebrochen wäre, wenn ich keine Drogen genommen hätte. Aber das werde ich nie erfahren.

Ich denke zurück an einen Tag vor vielen

Jahren auf einem Musikfestival im Sommer. Ich bin mit einer Freundin auf dem Festival, es ist lange bevor ich Mutter wurde. Ich war in einer Partyphase und nahm manchmal Ecstasy oder Kokain am Wochenende. Wir nahmen an diesem Tag Ecstasy und es war einfach zu viel. Auf einmal fühlte ich mich verfolgt und beobachtet. Überall vermutete ich hinter jedem einen Polizisten. Den ganzen Tag hatte ich Angst und dachte die ganze Zeit, ein Polizist würde mich ansprechen und einsperren. Ich saß im Gras, mein Kiefer zitterte und ich kam den ganzen Tag nicht klar. Es war ein sehr schlimmes Erlebnis für mich und ich hatte die ganze Zeit Angst, ein Gefühl von Panik, permanent. Ich hatte an diesem Tag meinen ersten Horrortrip mit Drogen, deshalb war es das letzte Mal, dass ich Drogen nahm. Es ist gut, dass ich so eine negative Erfahrung gemacht hatte, denn sonst hätte ich nie aufgehört, Drogen zu nehmen. Ich frage mich manchmal: Bin ich an diesem Tag damals hängen geblieben? Aber warum brach die Krankheit erst viele Jahre später aus? Jahre später, in denen ich keine Drogen mehr genommen habe?

Ich denke eher: das alles hat schon vorher in mir geschlummert. Das war nur das erste Mal, dass die Krankheit irgendwie zum Vorschein gekommen ist. Richtig ausgebrochen ist sie erst viel, viel später. Warum erzähle ich das überhaupt? Weil ich zeigen will, dass Drogen schlecht sind und was durch Drogen alles passieren kann.

Heute könnte man mir alle Drogen dieser Welt vor mich hinlegen und ich würde sie nicht anrühren, auch wenn man sie mir schenken würde.

Ich habe eingesehen: wir haben nur dieses eine Leben. Und wir vergessen immer viel zu schnell, dass wir nicht ewig leben werden. Die Gesundheit ist das Wichtigste, was wir haben, das habe ich heute verstanden.

Die Gesundheit und die Psyche kann man durch Drogen ruinieren.

Wenn die Gesundheit weg ist, ist sie weg. Und mit Geld kann man Gesundheit nicht kaufen.

Ich bin froh, dass es mir heute wieder so gut geht und ich ein einigermaßen normales Leben führen kann. Ich hoffe, ich kann Menschen mit diesem Buch etwas helfen, denen es ähnlich geht.

Ich würde total gerne mehr Menschen kennenlernen, denen es so geht wie mir und die in der gleichen Situation sind. Die Krankheit ist so selten, dadurch fühlt man sich oft sehr alleine. Mit niemandem kann man über seine Situation sprechen. Und die, die die

Krankheit haben, geben es oft auch nicht zu oder wollen nicht darüber reden.

Ich bin froh dass ich so eine tolle Familie habe, die mich liebt und unterstützt und das ich meinen Mann und mein Kind habe. Für mein Kind nehme ich diese permanente Müdigkeit in Kauf. Für mein Kind schlucke ich jeden Abend diese Tablette. Für meinen Mann und für mein Kind. The show must go on.

Das Leben ist nicht einfach, aber es geht immer irgendwie weiter.

„Und wenn dich der Mut verlässt? Dann gehste halt alleine weiter!" – diesen Spruch habe ich in der Psychiatrie gelesen, den fand ich lustig.
Es gibt noch viel schlimmere Krankheiten. Also bin ich glücklich und froh, dass es jetzt mittlerweile so ist wie es ist.

Das Arbeiten macht mir großen Spaß. Ich habe auch gemerkt, dass das Schreiben mir viel Spaß macht und mir Ausgleich und Entspannung verschafft. Ich habe durch das Schreiben ein Ventil gefunden.

Mein Medikament ist jetzt bei einem Milligramm, ich bin zwar noch müde, aber es

gibt Schlimmeres.
Es kann in Zukunft alles nur besser werden.

Und es wird besser werden!
Man muss positiv in die Zukunft blicken.

Die Mutter-Kind-Kur hat mir ebenfalls sehr geholfen, dass es mir wieder besser geht und mir viele Denkanstöße gegeben. Beim Ausfüllen der Anträge für die Kur hat mich jemand in der Diakonie unterstützt.

Ich liebe es, mit meiner Tochter etwas Kreatives zu machen, zu malen oder zu basteln. Das macht großen Spaß. Auch gehe ich jetzt ab und zu mit meiner Tochter in die Kinder-Kirche. Das beruhigt mich irgendwie, entspannt mich und hilft mir auf irgendeine Art und Weise, meinen Kopf wieder frei zu bekommen.
Gut tun mir auch Spaziergänge. Mit meinem Mann mache ich gerne lange Spaziergänge.

Ich bin lange Zeit im Selbstmitleid zerflossen, aber ich habe gemerkt, es bringt nichts, darin zu versinken. Es bringt einfach nichts. Man muss jedem Tag die Chance geben, ein guter Tag zu werden. Egal ob man sich müde fühlt oder nicht. An der Situation kann ich so oder so nichts ändern. Aber ich kann meine innere Einstellung ändern!

Worte zum Schluss

In der Arbeit läuft alles prima.
Wenn ich handwerklich etwas mache und konzentriert bin, vergesse ich die Müdigkeit komplett.

Eines Tages erzählt mir eine Kundin ganz viel über ihren Ex-Freund und über die Trennung. Sie redet und redet und zum Schluss fragt sie mich: „Findest du, ich bin verrückt?"
Ich muss innerlich fast anfangen zu lachen!
Wenn sie nur wüsste, wem sie gerade diese Frage stellt.
Was ist schon verrückt?
Bin ich verrückt?

Der alte Mann, in dessen Wohnung ich war, ist mittlerweile verstorben. Ich habe ein sehr schlechtes Gewissen, dass ich nie zu ihm gegangen bin und mich entschuldigt habe. Ich wusste einfach nicht, was ich hätte sagen sollen.

Eine Nachbarin, die auf unserer Etage wohnt, arbeitet zufälligerweise in der Psychiatrie. Sie ist dort Ergotherapeutin. Die Welt ist so klein. Mir ist es unglaublich peinlich, dass sie vielleicht weiß, dass ich dort war.

Vielleicht denken alle Nachbarinnen und Nachbarn in meinem Wohnhaus, dass ich verrückt bin. Vielleicht weiß aber auch niemand etwas, keine Ahnung. Alle sind sehr nett zu mir, wir sind eine tolle Gemeinschaft und wir verstehen uns alle sehr gut, egal ob jung oder alt. Egal, von welchem Stockwerk, alle sind super lieb. Sowieso seit ich ein Kind habe. Die ältere Generation ist seither ganz verzaubert. Ich kann sehr glücklich sein, dass wir so nette Nachbarn haben.

Mit dem Nachbar, dem ich das Fahrrad entrissen habe und mit dem ich weggefahren bin, verstehe ich mich mittlerweile sehr gut. Als ich in der Psychiatrie war, hat mein Mann ihm sein Fahrrad zurückgebracht und sich bei ihm entschuldigt. Der Nachbar glaubt, ich hatte eine Panikattacke oder so etwas in der Art und er nimmt es mir zum Glück nicht übel.

Eines Tages laufe ich mit dem Kinderwagen nach Hause und treffe ihn vor unserem Haus. Er steigt vom Fahrrad und quatscht mich an. Er sah mich mit dem Handy in der Hand und hält mir eine Rede über Handys. Jeder würde in der heutigen Zeit nur noch auf sein Handy schauen. Meine Generation wäre ja schon schlimm und die jüngere Generation sei noch viel schlimmer. Er beschwert sich darüber, dass keiner mehr Bücher lesen würde und fragt mich ernsthaft, ob ich in meinem Leben schon einmal ein Buch gelesen hätte. Ich finde die Frage etwas komisch. Jeder hat doch schon mal ein Buch gelesen. Am liebsten würde ich antworten: „Ich schreibe zu Hause jeden Tag an meinem Buch." Aber ich sage nur ganz höflich, dass ich schon ein paar Bücher gelesen habe.

Das ich gerade ein Buch schreibe, das würde mir niemand zutrauen. Das ist auch gut so. Durch das Pseudonym kann ich außerdem anonym bleiben. Und trotzdem würde ich gerne mit dem Thema Schizophrenie an die Öffentlichkeit gehen, darüber aufklären und daran mitarbeiten, damit es kein Tabuthema mehr sein muss. Ich hoffe, dass ich mit meinem Buch Menschen, denen es so geht wie mir, zumindest etwas Mut schenken kann.

Für die Zukunft wünsche ich mir, dass es in der Arbeit weiterhin so gut läuft, dass ich keinen Rückfall bekomme, dass ich meine Tochter gesund und munter aufwachsen sehen kann. Und von der Gesellschaft wünsche ich mir mehr Verständnis, was das Thema psychische Krankheiten angeht. Ich wünsche mir, dass psychische Krankheiten keine Tabuthemen mehr sind!

Danksagung

Ich danke meiner Familie und meinen Freunden, dass sie mich in der schweren Zeit so sehr unterstützt haben.

Ich danke meiner Tante und meinem Onkel, die einmal die Woche zum Putzen kommen und helfen.

Vor allem danke ich meinem Mann! Danke, für deine Unterstützung und dass du mich nicht verlassen hast. Ich liebe dich über alles. Du bist die Liebe meines Lebens! Du bist immer für mich da!

Informationsseiten im Internet

Bundeszentrale für gesundheitliche Aufklärung: Frauengesundheit
mit Hinweisen zu zahlreichen weiterführenden Internetseiten
www.frauengesundheitsportal.de

Kompetenznetzwerk Schizophrenie
Informationen zu Prävention, Akut- und Langzeitbehandlung sowie der Rehabilitation schizophrener Erkrankungen
www.kns.kompetenznetz-schizophrenie.info

Mutter-Kind-Behandlung
bei psychischen Erkrankungen während der Schwangerschaft und nach der Geburt
www.mutter-kind-behandlung.de

Bundesarbeitsgemeinschaft „Kinder psychisch erkrankter Eltern"

www.bag-kipe.de

Bundesverband der Angehörigen psychisch erkrankter Menschen e.V.

www.bapk.de

Förderkreis Kipkel e.V.

Präventionsprojekt für Kinder psychisch kranker Eltern

www.kipkel.de

Netz und Boden. Initiative für Kinder psychisch kranker Eltern

www.netz-und-boden.de

Irrsinnig menschlich e. V.

mit dem Projekt „Verrückt? Na und!"

www.irrsinnig-menschlich.de

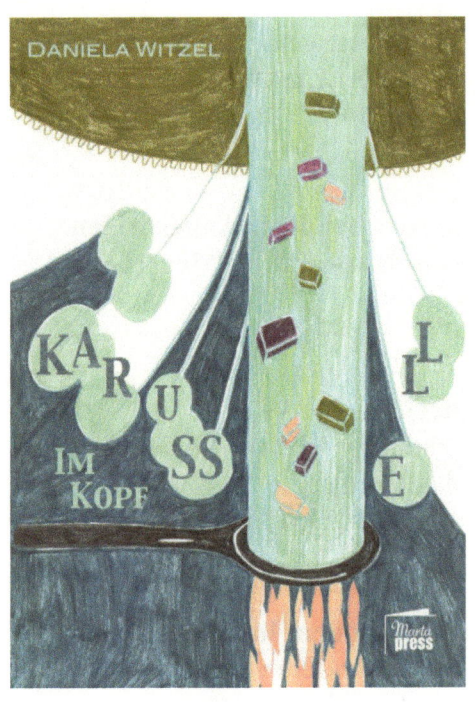

Daniela Witzel geht mit ihrer ungewöhn-
lichen Graphic Novel *Karussell im Kopf*
dem Thema Sucht nach.

Marta Press 2017
ISBN 978-3-944442-60-0
48 Seiten farbig illustriert
16,00 € (D), 18,00 € (AT), 20,00 CHF UVP (CH)

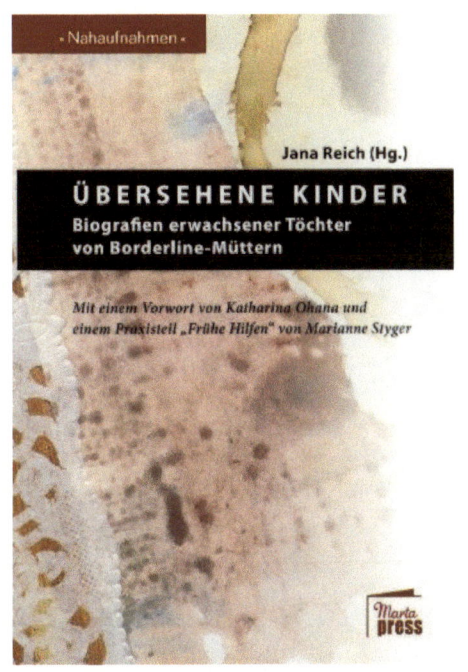

Rund 30 Töchter zwischen 19 und 62 Jahren beschreiben in *Übersehene Kinder* ihr Leben, das durch ihre Mütter, die an der Borderline-Persönlichkeitsstörung erkrankt sind, wesentlich geprägt wurde.

Marta Press, 3. Auflage 2014
ISBN 978-3-944442-99-0
548 Seiten, 5 Illustr.
34,80 € (D), 35,80 € (A), 46,90 CHF UVP (CH)

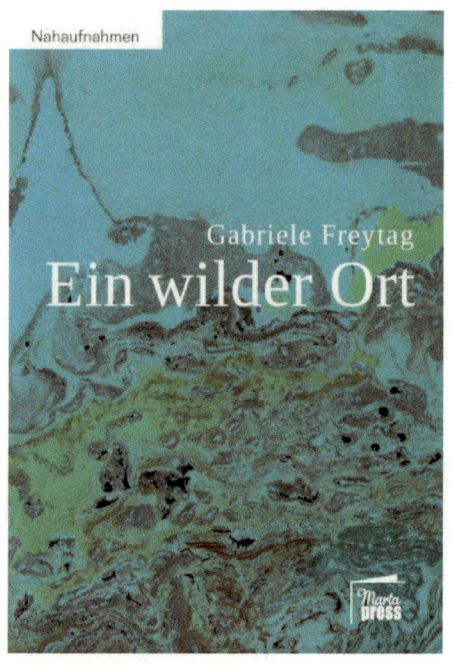

Eine autobiografische Reise durch den
Medizindschungel und das Auf und Ab
der eigenen Gefühle angesichts der
Diagnose Gebärmutterkrebs.

Marta Press 2017
ISBN 978-3-944442-58-7
240 Seiten
18,00 € (D), 20,00 € (AT), 22,00 CHF UVP (CH)

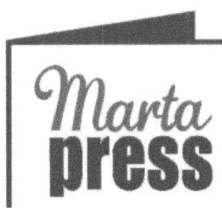

Sach- und Fachbücher
- Gesellschaftskritik
- Frauen-/ Männer-/ Geschlechterforschung
- LSBTI*
- Holocaust/ Nationalsozialismus/ Emigration
- (Sub)Kulturen, Kunst & Fashion
- Gewalt und Traumatisierungsfolgen
- psychische Erkrankungen

  sowie
… junge urbane Gegenwartsliteratur,
    Krimis / Thriller, Biografien

… Art Brut und Graphic Novels

… Kinderbücher

www.marta-press.de